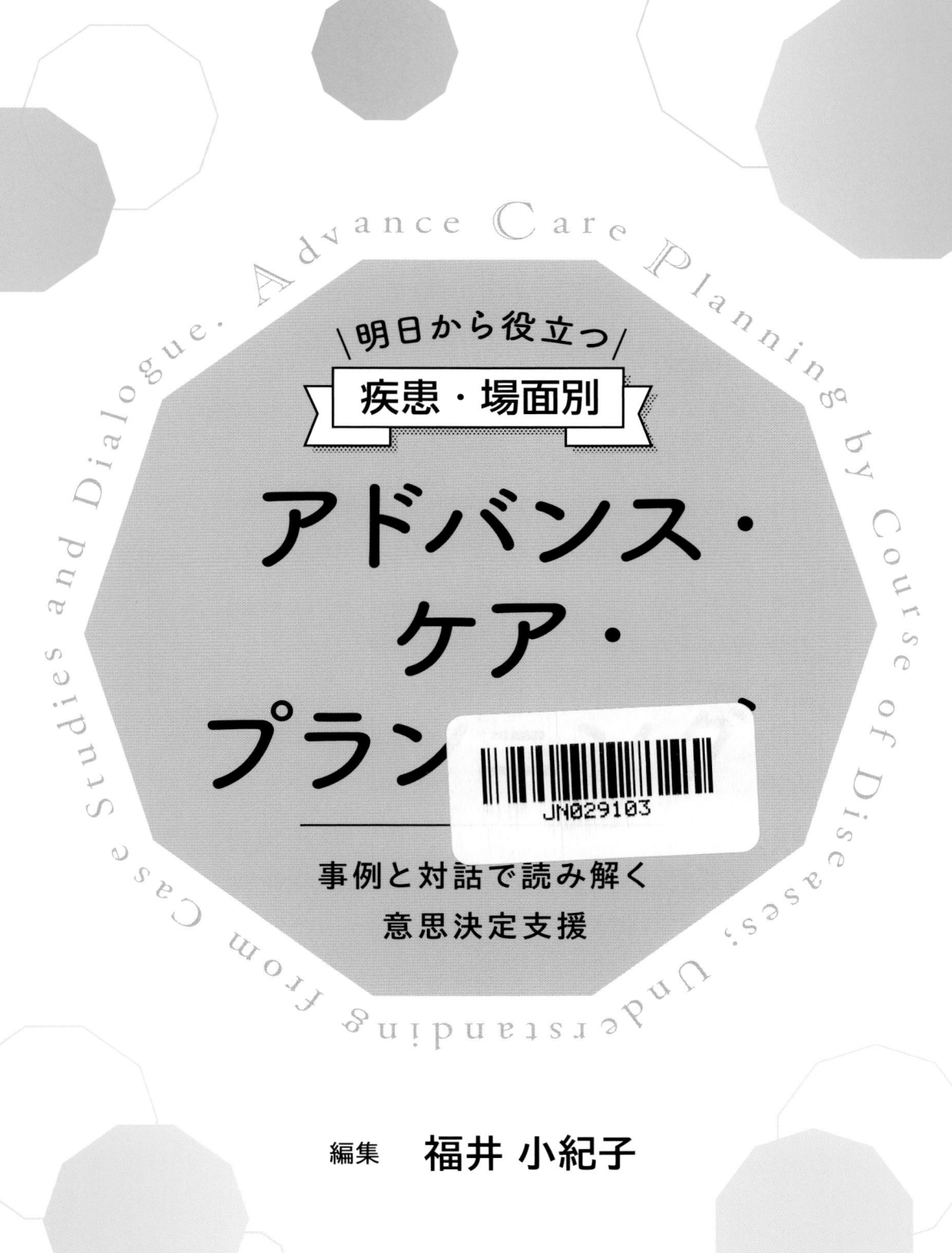

明日から役立つ

疾患・場面別

アドバンス・ケア・プランニング

事例と対話で読み解く
意思決定支援

Advance Care Planning by Course of Diseases; Understanding from Case Studies and Dialogue.

編集　福井 小紀子

南江堂

執筆者一覧

●編集者

福井小紀子　ふくい さきこ　東京医科歯科大学大学院保健衛生学研究科

●執筆者（執筆順）

福井小紀子　ふくい さきこ　東京医科歯科大学大学院保健衛生学研究科

部川　玲子　ぶかわ れいこ　北見赤十字病院看護部

林　　弥生　はやし やよい　東邦大学医療センター佐倉病院看護部

照沼　　理　てるぬま おさむ　東邦大学医療センター佐倉病院看護部

梅田　亜矢　うめだ あや　国立看護大学校／
国立国際医療研究センター病院看護部

長瀬　亜岐　ながせ あき　日本生命病院看護部

三浦　直子　みうら なおこ　札幌西円山病院看護介護部

中川真奈美　なかがわ まなみ　介護老人保健施設あつべつ

山下いずみ　やました いずみ　江別市立病院看護部

勝眞久美子　かつま くみこ　ななーる訪問看護ステーション

鶴ケ谷理子　つるがや まさこ　合同会社manabico／元株式会社やさしい手

序文

　近年，多くの看護師には，入院中の看護のみならず，外来・病棟・退院・在宅という「場の移行」を含めた看護実践が求められている．今後，地域完結型で看護するという視点はますます重要性を増してくる．

　また，これからの超高齢多死社会において，人生の最終段階にある患者は，より増えていく流れであり，そのケアに対する看護師の役割はより高まっていく．

　このような背景から，アドバンス・ケア・プランニング（ACP：人生会議）に注目が集まっているが，多くの看護師は，人生の最終段階にある患者に対して，「**どのような会話をして希望を引き出し，その希望にどのように対応していくか，そして，その会話をいつ始めたらよいか**」について難しく感じ，日々悩みながらケアに当たっている状況がある．

　とりわけ，ACPは「がん」領域を中心に発展してきたが，日本における主要な死因としてあげられる「心不全」，「呼吸不全」，「老衰・認知症」の人びとに対しても，ACPをどのように進めていけばよいかについては，十分な看護実践のノウハウが蓄積されているとはいいがたい．

　このような状況から，本書は，疾患別・場面別のACPについて，日々素晴らしい看護実践を繰り広げている信頼する看護実践者に執筆をお願いし，仕上げた．

　各疾患のACPの全体像やポイントについては，理解の助けとなるよう「ACPの観点からみた疾患の軌跡図」や「分かれ道と選択肢チャート」として，ビジュアルにまとめている．また，本書では，看護師が実際に直面する「外来・入院・退院・在宅」といった場面にフォーカスし，SPIKES，SURE，SBARなどのコミュニケーション技法や多職種連携の手法を用いて，患者・家族へのかかわりかた，ならびにチームとしてのかかわりかたを，読んだ次の日から実践に役立てられるように，事例とともに具体例をふんだんに盛り込んで解説した．

　ACPの実践に難しさや悩みを感じている看護師を読者対象として，日々の実践で具体的に役立つ内容を届けたいとの思いから，「**明日から役立つ 疾患・場面別アドバンス・ケア・プランニングー事例と対話で読み解く意思決定支援**」と本書を名付け，完成させた．ACPの実践に携わる1人でも多くの看護師の皆様に，手に取っていただけることを願う．

　患者本人の希望を叶えるケアの実現に向けて本書が役立てば幸いである．

2022年3月

福井小紀子

目次

第1章　総論

A. まずおさえよう！──ACPがなぜ重要か

　　　　　　　　　　　　　　　　　　　　　　　福井小紀子　　2

B. このスキルを身につけよう！　　　　　　　福井小紀子　　10

第2章　疾患ごとにみる病棟・外来でのACP

導入　　　　　　　　　　　　　　　　　　　　福井小紀子　　32

A. がん　　　　　　　　　　　　　　　　　　　部川玲子　　35

B. 心不全　　　　　　　　　　　　　　　林　弥生，照沼　理　　73

C. 呼吸不全　　　　　　　　　　　　　　　　　梅田亜矢　　97

D. 老衰・認知症　　　　長瀬亜岐，三浦直子，中川真奈美，山下いずみ　　117

第3章　退院・転院後のACP

A. 在宅　　　　　　　　　　　　　　　　　　勝眞久美子　　142

B. 居住系サービス　　　　　　　　　　　　　鶴ケ谷理子　　157

索引　　　　　　　　　　　　　　　　　　　　　　　　　173

第1章

総論

A まずおさえよう！
——ACPがなぜ重要か

❶ アドバンス・ケア・プランニングの定義

　厚生労働省は，2018年にアドバンス・ケア・プランニング（ACP）を「人生会議」と名づけ，人生会議を「もしものときのために，あなたが望む医療やケアについて前もって考え，家族等や医療・ケアチームと繰り返し話し合い，共有する取組のこと」と定義している[1].

　では，看護師が目指すべきACPとは具体的に何を指すものなのか．日本においては，前述のような大枠の内容は示されているが，ACPを受ける患者の疾患や家族関係や居住環境や価値観などをもとにした，疾患や場面などの特性別の具体的なACPについては合意に至っていない[2,3]．今後，看護師が，試行錯誤も含めて，特性別のACPのベストプラクティスをつくっていくことが求められる段階にあるといえ，本書はそのベストプラクティスをどのように行っていけばよいかのヒントを示す足がかりとなることを筆者は願っている．

　以下に，厚生労働省が作成した「人生の最終段階における医療・ケアの決定プロセスに関するガイドライン」[4]における意思決定支援や方針決定の流れ（すなわちACP）のイメージ図を示す（図1）．本ガイドライン解説編によると，ACPの基本的な考え方を表1に示す[5].

　この基本的考え方から読み取れるACPを行うための要点を以下に示す.

①医療・ケア行為の開始・不開始，医療・ケアの内容の変更，医療・ケア行為の中止などについて意思決定するうえで最も重要なことは，本人の意思であること
②本人の意思の確認にあたっては，本人が適切な情報に基づいて意思決定できるように，医療ケア提供者は，本人が必要とする情報を見分け，提供し，それに基づいて本人の希望を引き出すための十分なインフォームドコンセントを行うこと
③本人の意思を支えるACPを行うためには，医療職だけでなく介護職を含めたケアチームを形成し，患者本人にとって病院・施設・自宅といった場の移行や時間的経過を含めた最善のケア提供を目指すこと
④本人の意思が確認できない，また意思がかわることをふまえて，家族などの信頼できる者を含めて話し合いを進めること，そしてその話し合いを繰り返し行い，その内容と経過がわかるように文書に残すこと

　看護師の方々も，この4つを要点としてふまえて，ACPを進めていただきたい.

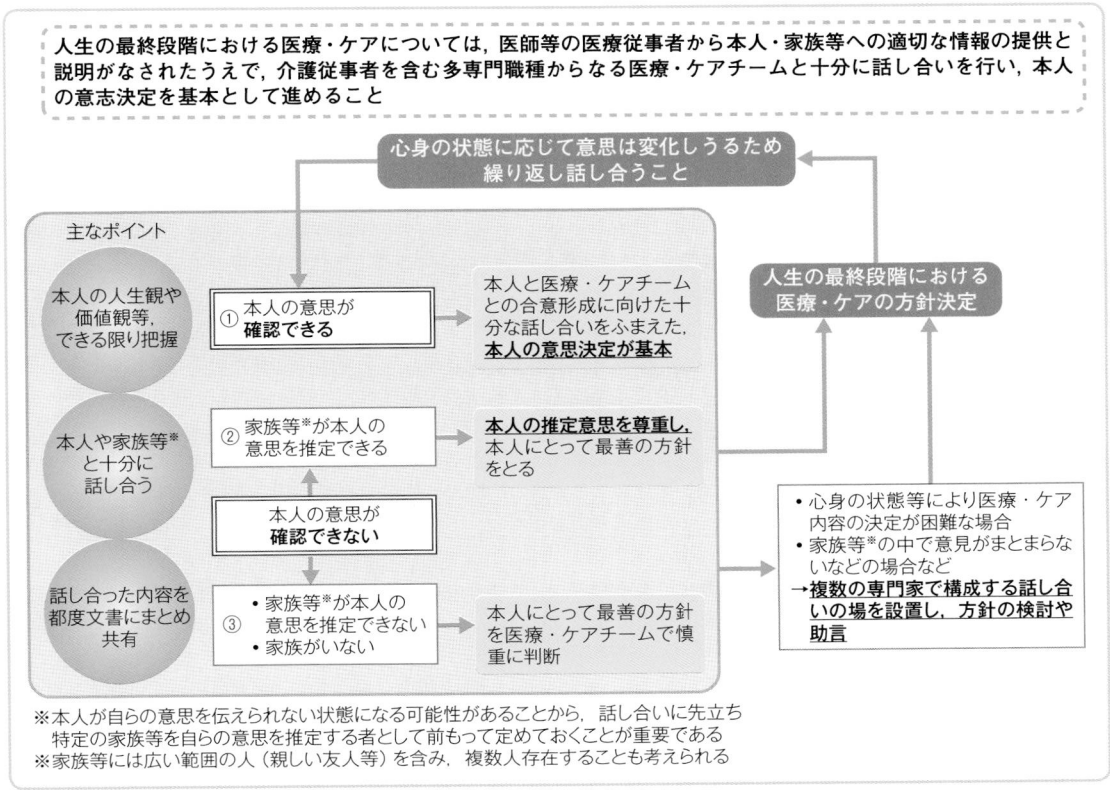

図1 ●「人生の最終段階における医療・ケアの決定プロセス（ACP）」における意思決定や方針決定の流れ（イメージ図）

[厚生労働省：「人生の最終段階における医療・ケアの決定プロセスに関するガイドライン」における意思決定支援や方針決定の流れ（イメージ図）．＜http://endoflife2018.umin.jp/doc/shiryo01/2_1.pdf＞（2022年1月1日閲覧）を参考に作成]

❷ 「意思決定支援」と「ACP」の用語について

　　ACPは，1990年代頃から世界的に注目されるようになり，患者中心の医療やケアの提供が重視される流れとなっている．

　　先進諸国においては，今後の高齢社会の到来を見越して，緩和ケア・end of life care 提供体制の構築が日本より早くから進められてきた．特に，欧米諸国では，緩和ケアの必要な患者・家族に対する質の高いケア提供を目指し，2000年代以降，医療・ケア提供者におけるACPの推進が国レベルで実行されてきた．

　　日本では，この患者の意思を重視した医療やケアの提供を指す言葉として，この10年くらいの間，「意思決定支援」という言葉が中心に用いられてきたが，この数年は，世界的な実践，政策，研究領域それぞれにおける「ACP」という言葉の普及に加え，それを受けた日本の政策的対応としてACPを公的な用語として用いるようになったことから，「ACP」という言葉がより広く活用されるようになっている．さらに，厚生労働省は，2018年にACPを「人生会議」と

表1●「人生の最終段階における医療・ケアの決定プロセスに関するガイドライン」の基本的考え方

1） このガイドラインは，人生の最終段階を迎えた本人・家族らと医師をはじめとする医療・介護従事者が，最善の医療・ケアをつくり上げるプロセスを示すガイドラインである

2） そのためには担当の医師ばかりでなく，看護師やソーシャルワーカー，介護支援専門員などの介護従事者などの，医療・ケアチームで本人・家族らを支える体制をつくることが必要である

3） 人生の最終段階における医療・ケアにおいては，できる限り早期から肉体的な苦痛等を緩和するためのケアが行われることが重要である．緩和が十分に行われたうえで，医療・ケア行為の開始・不開始，医療・ケアの内容の変更，医療・ケア行為の中止などについては，最も重要な本人の意思を確認する必要がある．確認にあたっては，適切な情報に基づく本人による意思決定（インフォームドコンセント）が大切である

4） 人生の最終段階における医療・ケアの提供にあたって，医療・ケアチームは，本人の意思を尊重するため，本人のこれまでの人生観や価値観，どのような生き方を望むかを含め，できる限り把握することが必要である．また，本人の意思は変化しうるものであることや，本人が自らの意思を伝えられない状態になる可能性があることから，本人と家族などの信頼できる者を含めて話し合いが繰り返し行われることが重要である

5） 本人の意思が明確でない場合には，家族などの役割がいっそう重要になる．特に，本人が自らの意思を伝えられない状態になった場合に備えて，特定の家族などを自らの意思を推定する者として前もって定めている場合は，その者から十分な情報を得たうえで，本人が何を望むか，本人にとって何が最善かを，医療・ケアチームとの間で話し合う必要がある

6） 本人，家族ら，医療・ケアチームが合意に至るなら，それはその本人にとって最もよい人生の最終段階における医療・ケアだと考えられる．本人の意思が変化しうるものであることをふまえ，柔軟な姿勢で人生の最終段階における医療・ケアを継続すべきである

7） 本人，家族ら，医療・ケアチームの間で話し合いを繰り返し行った場合においても，合意に至らない場合には，複数の専門家からなる話し合いの場を設置し，その助言により医療・ケアのあり方を見直し，合意形成に努めることが必要である

8） このプロセスにおいて，話し合った内容は，その都度，文書にまとめておくことが必要である

［厚生労働省：人生の最終段階における医療・ケアの決定プロセスに関するガイドライン＜https://www.mhlw.go.jp/file/04-Houdou-happyou-10802000-Iseikyoku-Shidouka/0000197701.pdf＞（2022年1月1日閲覧）を参考に筆者作成（下線は筆者による）］

名称づけたことから，今後は，意思決定支援より，ACPや人生会議という言葉が広く用いられていくと考えられる．

このため本書では，意思決定支援という言葉の意味を含む内容をACPとして表記することとする．

③ ACPという言葉が注目されるようになった経緯

ACPの流れ：欧米諸国編

ACPを理解するために，まずはそれ以前に普及が進められてきたリビング・ウィル（living-will：LW）とアドバンス・ディレクティブ（advance directive：AD）について概説する．

LWとは，「医療行為に関する患者から医療者への指示」を書面で記載したものであり，これに「患者自らが判断できなくなった際の代理意思決定者の表明」（代理人指示：proxy directive）を加えたものがADといえる[4, 6]．そして，ADやLWに記録する内容は，患者自らの価

値やゴール，患者が将来望む医療・ケアがあげられるが，その内容を本人・家族などの周囲の人，そして医療・ケア提供者からなるケアチームの皆が理解し，共有することを支援するプロセスのことを ACP と呼ぶようになった[2]．

a. 米国の場合

　米国では，1960年代に患者の自己決定権が主張される社会的機運の高まりとともに，LW が着目されるようになり，1976年に LW が法的権限をもつようになった．しかし，1980年代に入り，本人が LW の内容について説明できない際には活用が難しいことが明らかになり，LW を行う際には「代理意思決定者」に関する表明も包含した AD が重視されて法制化され，人生の最終段階における意思決定において AD が主流となっていった[7]．しかし，1990年代に AD は使いにくく，臨床で浸透がなかなか進まない実態が報告され，話題を集めた[8, 9]．この経緯から，AD の作成そのものより，AD の内容を考えるプロセスが重要であること，そして，このプロセスを本人・家族などの周囲の人，そして医療ケアチームが共有することが重要であり，本人の意思を理解し，その意向を尊重することを最優先にするという方針に沿って複雑な状況に対応することが重要であると考えられるようになった．この流れから ACP が臨床の場で着目されるようになった．そして，2015年10月には，日本でいう診療報酬の決定機関である the Centers for Medicare and Medicaid Services（CMS）が，the final payment rules for medicare reimbursement を発表し，ACP に関する reimbursement（報酬上の評価）が行われるようになった[3, 10]．

b. 英国の場合

　英国では，1990年代より，患者の満足度を高める医療を提供するためには，医師–患者間のコミュニケーションの重要性が注目されるようになり，医療者のコミュニケーションスキルを高めるための研究が多く行われるようになった．2002年には，Fallowfield らはオンコロジストへのコミュニケーションスキルトレーニングの効果検証のためのランダム化比較試験（RCT）を実施し，患者とコミュニケーションを行う際にオープンクエスチョンを活用すること，共感を示すことで，患者の満足度が高まるという効果を実証した[11]．この研究結果が発端となり，医療者–患者間のコミュニケーションを適切に行うことの重要性が着目されるようになった．この流れを受け，英国政府は2007年には ACP に関するガイドラインを制定し，その後2011年に改訂を行っている[12]．英国には英国政府が所管する the National Gold Standards Framework（GSF）Centre in End of Life Care という全国的な組織があり，人生の最終段階にある人々に対して医療者がゴールドスタンダードのケアを提供することができるようトレーニングやコーディネートスキルを習得するための学びの場を提供している．この組織のホームページでは，ACP は英国ですでに浸透している個別ケア計画（peronalised care planning）や予測的ケア（anticipatory care）と同様の目的で実施されるものと位置づけられており，医療ケア提供者における ACP の推進が図られている[13]．英国では「ACP とは将来のケアに対する希望や優先事項についての本人とその家族および，ケア提供者との会話である」と公的に定義している[14]．

ACPの流れ：国内編

　日本国内では，ACPは，この世界的な潮流を受け2000年頃から実践の場で関心を集め，医療機関を中心に，患者やケア受療者の意向を重視したケア提供を行うためにACPを進めていこうという機運が高まっていった．この実践的機運の高まりと，目前に迫る超高齢多死社会における質の高い緩和ケア・end of life care提供体制の構築を目指し，厚生労働省は2018年（平成30年）に，「人生の最終段階における医療・ケアの決定プロセスに関するガイドライン」[4]に改訂するとともに，ACPのネーミングを募集し，より馴染みやすい言葉となるよう「人生会議」という愛称で呼ぶことに決定した．

a. 1987～2018年までの経緯

　具体的には，1987年に厚生労働省は「終末期医療のあり方に関する検討会」を開始し，徐々に患者の価値を重視する医療やケアの重要性が注目されるようになり，患者が望むケアを提供し患者が望まない延命治療を避けることによる医療の質向上と医療費の削減を目指す機運が高まっていった．そして，厚生労働省は2007年に「終末期医療の決定プロセスに関するガイドライン」を発表した．2012年には日本老年医学会の「高齢者の終末期の医療およびケア」に関する「立場表明」が改訂され[15]，新たに事前指示書（AD）の導入が検討すべき課題と提案され，これを契機にADの存在と重要性が広く認知されることになった．一方，同年に発表された厚生労働省による「人生の最終段階における医療に関する意識調査」の結果[16]では，「終末期医療の決定プロセスに関するガイドライン」（2007年発表）の実施割合が病院と診療所で22.3％，11.5％と低いことが明らかになり，非がん患者を含めたすべての患者に対応できる人生の最終段階における医療・ケア相談体制の構築が必要であることが明らかにされた．このため，厚生労働省は，2014年に終末期における医療の意思決定を支える支援を行う相談員の育成を開始した．そして2018年度の「人生の最終段階における医療・ケアの決定プロセスに関するガイドライン」[4]の改訂を発表した．

　ACPの実践的取り組みは，がん医療を中心に進んできたが，がん領域におけるACPは近年，終末期や進行がんの診断，積極的治療の開始から中止，ベストサポーティブケアへの移行，療養場所・看取り場所の決定といった，それぞれのタイミングにおける実践的な取り組みの重要性が重視されるようになっている[17]．心疾患は，がんに続く日本における死因の第2位という理由から，2018年度の診療報酬改定で，末期心不全が緩和ケアの対象として追加され，これが契機の一つとなり，心疾患においても緩和ケア・end of life careの提供体制構築とACPがより一層進んでいく流れといえる．

b. 2018年の診療報酬・介護報酬の同時改定以降

　さらに，2018年の診療報酬・介護報酬の同時改定では，診療報酬においても，居住系サービスの一つである有料老人ホームなどに居住する患者に対して，在宅医が訪問診療した際は，「在宅ターミナルケア加算（在宅患者訪問診療料）」が6,500点（機能強化型在宅療養支援診療所または在宅療養支援病院で病床を有する場合）などの評価が新設された．そして，この報酬を受けるためには，「訪問診療におけるターミナルケアにおいて，人生の最終段階における医療・

ケアの決定プロセスに関するガイドライン」などをふまえた対応が要件として課され，ACPを行うことで報酬上の算定が可能となった．すなわち，居住系サービスの場に訪問診療がかかわることによるACPの普及と体制の推進が図られた．訪問看護においても，在宅で最期を迎えた患者に対する訪問看護への評価として算定される「訪問看護ターミナルケア療養費」がそれまでの20,000円から25,000円に充実されるとともに，この報酬を受けるためには同ガイドラインなどをふまえた対応が要件とされ，訪問看護におけるACPの普及が図られた[18]．2018年の介護報酬改定においても，「ターミナルケアの充実」という方針が敷かれ，訪問看護，定期巡回・随時対応型訪問介護看護，看護小規模多機能型居宅介護などにおいて，同ガイドラインなどの内容に沿った取り組みを行うことが通知改正され，介護報酬におけるACPの普及が要件として盛り込まれた[19]．

　このように，2018年の「人生会議」というネーミングによる国のACP推進のためのキャンペーン実施に加え，2018年の診療報酬・介護報酬の同時改定における緩和ケアの対象の拡大，そして診療報酬と介護報酬において報酬請求する際にACP実施の要件が追加されるという政策的対応がとられ，この約20年の間に実践を中心に関心を高めてきたACPの普及・啓発が，制度的に後押しされ，さらなる普及が進む流れとなっている．

　この政策動向を受けて，これまでに実践的にも注目されてきたACPは，今後より一層，看護師にとっても重要な支援の一つとして位置づいていくことが理解できよう．

❹ ACPを行うにあたり病院看護師に期待されること

　ACPについて，前述した国内外の流れや厚生労働省が示す基本的考え方をふまえると，多くの看護師にとって，入院中の患者に対して治療の選択や積極的治療の断念などについて，患者本人の意思をふまえたACPを実施することが重要であることが理解できる．

　加えて，上記の基本的考え方から読み取れる要点をみてわかるように，外来，病棟，退院，在宅という経過に沿った，退院後の療養の場の選択や患者本人の価値観に基づいて何を重視して生活環境を整えるかを含む継続的な看護実践が，より重視されていくことがわかる．

　病院の看護師として，近年，報酬化された入退院支援の強化や高い在宅復帰率の維持が医療機関に求められていることを考え合わせると，入院中だけでなく，外来から入院，入院から退院，在宅移行，看取りまでの患者の一連の流れを想定し，病院単位ではなく地域単位の視点でACPを行っていくことが求められていく．

　看護師は，「医療と生活」をつなぐ専門職であり，終末期の医療やケアが必要な対象に対して，受け手の意思を把握し，叶えるために，医療・介護職の中で中心的な役割が発揮できる職種である．また，「病院と地域」をつなぐ専門職としても，地域全体の医療・介護専門職との連携体制を構築し，場を超えたチームをつくりACPを実行していくために，病院の看護師の立場で地域資源や地域の専門職を知り，在宅や施設や行政と顔のみえる関係性を築き信頼関係を高めながら，院外連携を強力に推進する役割も求められる．今後は，看護師にとって，「場やタイ

ミングをとらえたACPをどのように行っていけばよいか」はより重要な実践と位置づいていくだろう.

　本書では，この総論としての第1章の後に，第2章では，患者本人の場の移行をふまえつつ，がん，心不全，呼吸不全，老衰・認知症の4つの疾患ごとに，その特徴や経過をふまえながら，ACPを行うべきターニングポイントとなる各時期をどのように逃さずにキャッチしたらよいか，そして各タイミングにおいてどのように丁寧にコミュニケーションを進めていけばよいか，また，それを支えるチーム連携をどのように多職種で行っていけばよいかという臨床疑問の解決につながる内容を解説する．また，第3章では，場を超えたACPの実現を目指し，病院からバトンタッチを受ける在宅と居住系サービスにおけるACPの実際と訪問看護師・施設看護師が病院看護師に求めることについて解説する.

　本書が，がん，循環器，呼吸器，高齢者医療に携わる看護師が「備えるべき視点」と「身につけるべき実践能力」の考え方や実践力を高め，読者それぞれがベストプラクティスを提供できるために役立つ内容となれば幸いである.

◉ 引用文献

1) 厚生労働省：「人生会議」してみませんか. ＜https://www.mhlw.go.jp/stf/newpage_02783.html＞（2022 年 1 月 1 日閲覧）
2) 谷本真理子ほか：日本におけるアドバンスケアプランニング研究に関する統合的文献レビュー. Palliat Care Res 13：341-355, 2018
3) 大濱悦子, 福井小紀子：国内外のアドバンスケアプランニングに関する文献検討とそれに対する一考察. Palliat Care Res 14：269-279, 2019
4) 厚生労働省：人生の最終段階における医療・ケアの決定プロセスに関するガイドライン. ＜https://www.mhlw.go.jp/file/04-Houdouhappyou-10802000-Iseikyoku-Shidouka/0000197701.pdf＞（2022 年 1 月 1 日閲覧）
5) 厚生労働省：人生の最終段階における医療・ケアの決定プロセスに関するガイドライン解説編. ＜https://www.mhlw.go.jp/file/04-Houdouhappyou-10802000-Iseikyoku-Shidouka/0000197702.pdf＞（2022 年 1 月 1 日閲覧）
6) 植村和正：アドバンス・ディレクティブとリビング・ウィル（総論）. 日老医誌 52：207-209, 2015
7) 足立智孝ほか：アドバンス・ケア・プランニングに関する一考察. 生命倫理 25：69-77, 2015
8) Sachs GA et al：Empowerment of the older patient？：a randomized, controlled trial to increase discussion and use of advance directives. J Am Geriatr Soc 40：269-273, 1992
9) Emanuel LL：Advance directives：do they work？ J Am Coll Cardiol 25：35-38, 1995
10) Centers for Medicare & Medicaid Services（CMS）, HHS：Medicare program：revisions to payment policies under the physician fee schedule and other revisions to part B for CY 2016：final rule with comment period. Fed Regist 80：70885-71386, 2015
11) Fallowfield L et al：Efficacy of a Cancer Research UK communication skills training model for oncologists：a randomised controlled trial. Lancet 359：650-656, 2002
12) NHS National End of Life Care Programme：Capacity, care planning and advance care planning in life limiting illness：a guide for health and social care staff. Department of Health, 2011. ＜https://www.england.nhs.uk/improvement-hub/wp-content/uploads/sites/44/2017/11/ACP_Booklet_2014.pdf＞（2022 年 1 月 1 日閲覧）
13) Sudore RL et al：Defining advance care planning for adults：a consensus definition from a multidisciplinary Delphi panel. J Pain Symptom Manage 53：821-832, 2017
14) The Gold Standards Framework：Advance care planning. ＜https://www.goldstandardsframework.org.uk/advance-care-planning＞（2022 年 1 月 1 日閲覧）
15) 日本老年医学会：「高齢者の終末期の医療およびケア」に関する日本老年医学会の「立場表明」2012. ＜https://www.jpn-geriat-soc.or.jp/tachiba/jgs-tachiba2012.pdf＞（2022 年 1 月 1 日閲覧）
16) 厚生労働省：人生の最終段階における医療に関する意識調査報告書平成 26 年. ＜https://www.mhlw.go.jp/file/05-Shingikai-10801000-Iseikyoku-Soumuka/0000041847_3.pdf＞（2022 年 1 月 1 日閲覧）
17) 福井小紀子：意思決定支援がなぜ必要か―日本の政策動向と世界的な早期緩和ケア推進の流れを受けて. がん看護 22：351-355, 2017
18) 厚生労働省：平成 30 年度診療報酬改定の基本方針（概要）. ＜http://www.mhlw.go.jp/file/05-Shingikai-12404000-Hokenkyoku-Iryouka/0000187740.pdf＞（2022 年 1 月 1 日閲覧）
19) 厚生労働省：平成 30 年度介護報酬改定における各サービス毎の改定事項について. ＜https://www.mhlw.go.jp/file/06-Seisakujouhou-12300000-Roukenkyoku/0000196994.pdf＞（2022 年 1 月 1 日閲覧）

B このスキルを身につけよう！

① ACPを始めるタイミングを見極める：サプライズクエスチョンとSPICTの活用

看護師にとって，どのタイミングでアドバンス・ケア・プランニング（ACP）を始めたらよいかを見極めるのは難しいといわれる．

Billingsらは，ACPは早すぎても遅すぎても適切でなく，タイミングを逃さない実施が重要と述べている[1]．ACPの開始が早すぎると不明確で不正確なものとなってしまい，遅すぎると患者の不安や否認を引き起こし，医療者も話しにくくなり，死の直前に事務的に家族のみに行うことになってしまうと指摘している．

タイミングを逃さずに対象者をみつける方法として，以下の二つが提案されている．

一つ目は，Smallら[2]による提案で，「この患者さんが1年以内に亡くなったら驚きますか？」と尋ね，「もし驚かないのなら（広義の）緩和ケアを開始したほうがよい」という質疑応答を医療者間で行う方法である．がんなど予後が予測しやすい疾患はより有用であるが，予後の予測が老衰や臓器不全は難しい側面はあるものの，シンプルな方法であるため，汎用性が高い方法といえる．

二つ目は，英国の国営医療サービス事業である国民保健サービス（NHS）で提示されている「Supportive and Palliative Care Indicators Tool（SPICT）」の活用である．SPICTは図1に示すように，疾患に限らない全体的な6項目のうち2項目以上が該当し，かつ疾患別に1項目以上が該当する場合がACPを始めるタイミングという判断基準である．これを活用することで，タイミングを逃さないACPのスタートが可能になる．

② タイミングを見極めた後の患者の意思確認

前述したACPの基本的考え方とACP開始のタイミングが見極められたら，看護師をはじめとした医療・介護職は，よりよいACPを行うために家族など身近な周囲の人を交えながら，患者本人の意思確認を行っていくことが求められる．

Bernackiらは，2014年に『JAMA Internal Mecdicine』に，ACPをどのように進めるかにつ

Supportive and Palliative Care Indicators Tool（SPICT-JP）

SPICTは健康状態が悪化するリスク，あるいは亡くなるリスクのある方を同定し，その方々の支持療法・緩和ケアにおける満たされていないニーズを評価するガイドです

健康状態の悪化を示す全般的な指摘のうち二つ以上が当てはまるか確認する

パフォーマンス・ステータス（PS）が低いか低下しつつあり，改善の見込みが限られている（目安としてPS3以上，つまり日中の50％以上の時間を臥位または座位で過ごしている）	
身体的・精神的問題により，日常生活動作のほとんどを他人のケアに頼っている	
過去6ヵ月間に2回以上の予定外入院があった	
過去3〜6ヵ月間に顕著な体量減少（5〜10％）があり，かつ/またはBMIが低い	
原疾患の適切な治療にも関わらず，苦痛となる症状が続いている	
患者が，支持・緩和ケアを求めている，または原疾患の治療中止を求めている	

進行した状態を示す臨床指標が一つ以上あるか確認する

がん疾患

進行性の転移性がんによる生活・身体の低下がある	
体力低下のため抗がん治療（化学療法および放射線治療）ができない，または症状緩和のための抗がん治療を受けている	

認知症/フレイル（虚弱）

介助なしには着替え，歩行や食事ができない	
経口摂取量の低下，嚥下困難がある	
尿失禁や便失禁がある	
発語によるコミュニケーションができない，社会的交流がほとんどない	
大腿骨骨折や複数回の転倒を経験している	
反復する発熱のエピソードや感染症（誤嚥性肺炎など）がある	

神経疾患

適切な治療にも関わらず進行する身体機能や認知機能の悪化がある	
発語の問題に伴いコミュニケーションが困難になってきている，あるいは，進行性の嚥下困難がある	
反復する誤嚥性肺炎，息切れ，呼吸困難感または呼吸不全がある	

心疾患・血管疾患

NYHA Class III/IVの心不全，または広範囲にわたる治療不可能な冠動脈疾患があり，安静時もしくは軽度の労作で呼吸困難や胸痛が生じる	
重症で手術不能な末梢血管疾患がある	

呼吸器疾患

重症慢性肺疾患があり，かつ，急性増悪でないときにも安静時またはわずかな労作で呼吸困難感を生じる	
在宅酸素療法を含む長期の酸素療法を必要とする	
呼吸不全のために人工呼吸器管理が必要だったことがある，または現在も必要としている	
人工呼吸器管理が予後およびQOLを改善しないため適応にならない	

腎疾患

慢性腎臓病（CKD）のStage 4または5（推算糸球体濾過量（eGFR）<30 ml/min）で健康状態悪化を伴う	
腎不全によって，他の予後規定疾患や治療が複雑になっている	
透析を中止した，または中止が検討されている	

肝疾患

進行性肝硬変があり，以下の一つ以上を1年以内に併発している・利尿薬に反応しない腹水・肝性脳症・肝腎症候群・細菌性腹膜炎・反復する静脈瘤出血	
肝移植が予後およびQOLを改善しないため適応にならない	

支持療法・緩和ケアとケアの計画を見直す

患者が適切な治療を受けられるように現在の治療と投薬内容を見直す	
症状またはニーズが複雑でマネジメントが困難な場合には専門家への紹介を検討する	
現在および将来のケアのゴールやケアの計画について，患者や家族と合意する	
患者が意思決定能力を喪失するリスクがある場合には，前もって計画するようにする	
プランを記録し，共有し，ケアをコーディネートする	

図1 ● ACP を始めるタイミングの見極めのための基準SPICT

［第1回人生の最終段階における医療の普及・啓発の在り方に関する検討会資料3（平成29年8月3日），木澤義之先生提出資料．<https://www.mhlw.go.jp/file/05-Shingikai-10801000-Iseikyoku-Soumuka/0000173561.pdf>（2022年1月5日閲覧）より引用］

いて，以下の7項目を提示している（括弧内は筆者による補足である）[3].

①医療従事者のトレーニング，特にコミュニケーションスキルトレーニングを行うこと

（適切なACPを行うためには，コミュニケーションスキルの習得が不可欠であること）

②必要な患者を同定すること

（人生の最終段階に入ったACP対象者を適切にキャッチすること）

③ACPについて切り出すタイミングを見極めること

（早すぎても遅すぎてもいけない）

④患者・家族と話し合いを進めること

（患者本人だけでなく，代理意思決定者である家族を早い段階から加えること）

⑤チェックリストやマニュアルを活用すること

（院内や地域共通のフォーマットがあれば，それを用いることが望ましい）

⑥重要な情報を電子カルテなど参照できるところに保存すること

（話し合いの経緯をチームメンバーでいつでも確認・共有できる体制をつくること）

⑦結果を評価すること

（④と⑦を繰り返し行うことがACPと考えること）

　この意思確認を適切に行うためには，「患者もしくは家族」を通して患者の意思を直接的にとらえるとともに，部門や職種を超えた院内連携と，場を超えた院外連携それぞれの相手となる「医療・介護職」を介しての患者の意思確認を行うための情報収集も併せて重要となる．この「両者」との意思疎通をよりよく行うために，コミュニケーションスキルを習得することが重要となる．

　本項では，患者と家族に対してよりよいコミュニケーションを行うためのコミュニケーションスキルについて，具体的に実践で活用できる内容として，以下にSPIKES，SURE，SBARを紹介する．

❸ ACP実践における患者と医療者との話し合いの難しさ

　看護師がかかわるACPの場面は，「積極的治療の断念・ギアチェンジのタイミング」，「急に病状が悪化していく患者と家族への援助」，「意思決定を行うための情報提供のタイミング」，「療養場所の意思決定」，「患者・家族の意思決定を支える両者の調整」などがあげられる．それぞれの場面における患者・家族の具体的な意思確認とその後のやり取りをどのように行っていけばよいか，といった点は現場にいる読者にとって「知りたいニーズ」ではないだろうか．

　これらの場面におけるACPをよりよく行うことを目指す際に，緩和ケア・end of life care期における患者と医療者との話し合いの難しさは大きな障壁となる．まずはこの時期のACPを進めていくことはとても難しい実践であることを認識してもらいたい．

　Theら[4]は，医療者が積極的治療を中止できない理由は，その意思決定が患者と医療者の「協

働作業」であるからであると述べている．初回治療を受ける，よくなったという体験をする，次もよくなるかもしれないと思う，しかしだんだん効果はなくなってくるがそれでも「よくならないこと」に正面から向き合うのは楽なことではない，そのため，「次のCT，いつにしましょうか」といった気が楽な話し合いが展開されていることをインタビュー調査を行って質的に示した．この研究結果は，話し合いが医療者と患者の「協働作業」であるため，医療者だけが「治療をやめたい」と考えて患者に説明しても，それを達成することは容易ではないという実践の実態を明らかにした点で重要である．医師の意思決定過程に焦点を当てた研究結果でも，終末期の話し合いに関して，「死についての話をすることがつらい」と医師が思っていることを明らかにしている[4]．これらの結果から，「死に向き合う患者・家族を精神的に支える多職種のサポート」と「医療者自身が死について話すつらさを和らげる実践的なスキル」がACPのために必要であると森田らは指摘している[5]．

　これらの研究結果をみても，緩和ケア・end of life care期のACPは，多職種協働で行うことが必要不可欠な支援であり，看護師は医師とメディカルスタッフや介護職といったケアチームメンバーをつなぐ中心的役割を担うことができる職種であると考える．

❹ 求められるコミュニケーションスキル：SPIKESの紹介

　ACPを進めるためのコミュニケーションスキルが求められる理由と看護師に期待される役割，そして具体的な話し合いのステップやコツを以下に述べる．

人生の最終段階でACPを行うために看護師に求められるコミュニケーションスキル

　人生の最終段階において，看護師には，「積極的治療の中止」，「治療の中止に伴う場の移行」，「予後告知」，「苦痛症状の増強」，「日常生活動作（ADL）の低下が生活に及ぼす影響」といった，いわゆる幅広い意味での「話しにくいこと」，すなわち「bad news」を伝えて支えていくことが，多くの場面で求められる．

　この際，看護師は，一方的に情報を提供するのではなく，患者・家族の意思を引き出せるような情報提供とそれを判断するための情報収集を行い，患者・家族にとって一番適切な方向性を見つけ出していくかかわりが重要になる．すなわち，看護師から患者・家族，患者・家族から看護師という双方向のコミュニケーションをとりながらACPを行っていくことが必要になる．

　以下に米国のBaileらが1999年に医師向けに開発して[6,7]，筆者が日本の看護師向けにアレンジして効果を証明した[8〜11]看護師向けの「bad newsを伝えて支えるための6ステップ」であるSPIKESを紹介する．

　なお，このSPIKESはエビデンスベースドナーシングの実践として効果が証明された内容であり，2014年には，診療報酬改定の決定機関である中央社会保険医療協議会（中医協）にこの

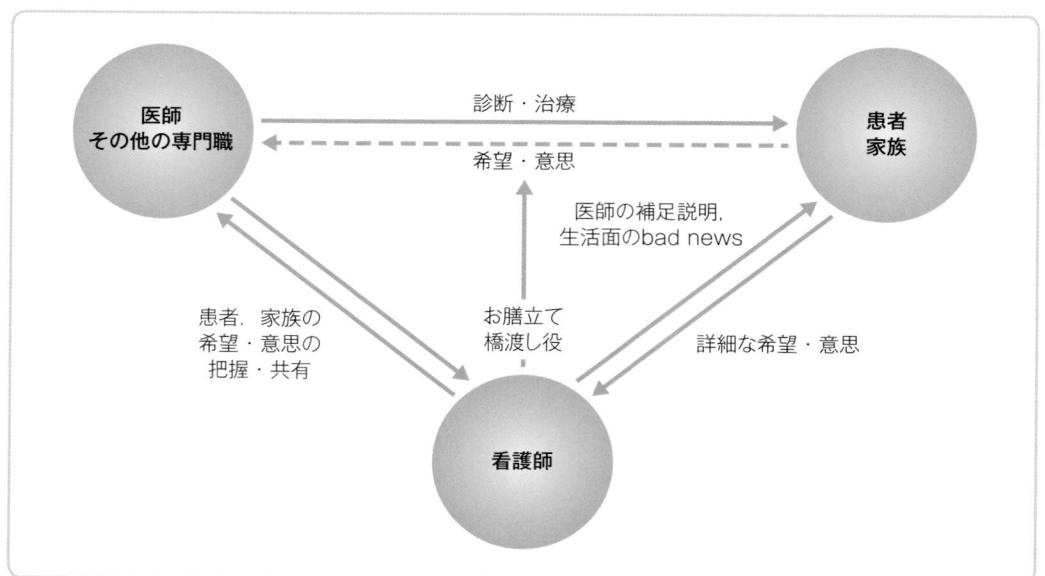

図2● bad newsを伝える際に「要」となる看護師

研究成果がエビデンスとして取り上げられて，現在の「がん患者指導管理料2（医師または看護師が心理的不安を軽減するための面接を行った場合に6回に限り200点（2014年新設）」につながった方法である[12]ため，ぜひこのスキルの習得を目指してほしい.

bad newsを伝えて支えるために看護師に期待される役割

6ステップの紹介に入る前に，まずは，看護師に期待される役割について整理する（図2）.

第一に，医師が伝える「診断・治療」といった，いわゆる「根幹となるbad news」について，再度の説明や補足説明を行ったり，その後のフォローアップを行ったりして，患者と家族の病状理解を促すことが，患者に最も近い存在である看護師には求められる.

第二に，病状の進行によるADLの変化（徐々にトイレにいけなくなることや，ものが食べられなくなることなど），制度上利用できるサービスの制限（退院後に保険を使って利用できる地域の医療サービスや介護サービスに限りがあることなど），かかる医療・介護費の見通し（高額療養費制度や差額ベッド代のことなど）といった，診断や治療に付随する「生活面のbad news」を伝えることも看護師の重要な役割となる.

第三に，医師からの「bad news」が適切なタイミングで伝えられるように，患者・家族の意向を早めにキャッチしたり，引き出したりといった「お膳立てを行う」ことや，医師と患者・家族の間の「橋渡し役として機能する」ことも重要な役割となる.

このように，看護師には患者・家族とのコミュニケーションに加えて，医師や専門職チームとのコミュニケーションが求められることから，チームの要としての役割を果たすことが期待される．このため，医師が患者・家族とコミュニケーションを行う以上に，看護師には多方面

とのコミュニケーションを行うための高度なスキルが必要となることから，「bad newsを伝えて支えるACP」は看護師にとって難しい，ということになる．

　以下に，効果が実証されたコミュニケーションスキルであるSPIKESの6ステップについて具体的に解説する．

bad newsを伝えて支えるための6ステップ：SPIKESというコミュニケーションスキルの内容

a. ステップ1：S（場の設定と聴くスキル）

　SPIKESの6ステップを表1に示す．まず，ステップ1の「S（場の設定と聴くスキル）」では，bad newsを聞く側である患者・家族にとって，誰にも邪魔されず，プライバシーが確保されるような，かつ，知らせる側である看護師も相手に集中してコミュニケーションをとり，聴くスキルを最大限に活用できるような「場を準備する」ことが第1ステップとして重要となる．そのうえで，質問の答えが「はい，いいえ」で終わらないオープンクエスチョンを用いて，患者・家族へ質問することを心がける．また，コミュニケーションの7割は非言語によるものといわれていることから，患者・家族とコミュニケーションをとる時には，声のトーン，表情，手振り，急いでいないという態度，ゆとりのある空間，患者に触れること（タッチング）といった非言語的な対応に気を配ることも非常に重要になる[13]．具体的には，静かな面談室に患者と家族が同席する場合は家族を通してから，自己紹介をして「ご気分はいかがですか？」や「先生からの説明でわかりにくいことはありましたか？」といった言葉かけをして，bad newsを伝えるためのコミュニケーションをスタートさせる．

b. ステップ2：P（認識度を尋ねる）

　次に，ステップ2の「P（認識度を尋ねる）」では，看護師が，患者や家族に新しいbad newsを伝える前に，相手が「今の病気や治療の状況やこれから知らせようとしている事柄をどのように認識しているか」についておさえることが重要になる．具体的には，「ご自分のこれからの治療について，どのように理解されていますか？」や「○○さんが，どのようにご自分の病気の状態や可能な治療について希望されているか教えてくださいますか？」といった呼びかけで，相手の病気や治療に関する認識度を尋ねていく．往々にして，看護師は，日本人特有の以心伝心といった考えから「患者はきっとこう思っているだろう」と思い込んだり，聞きにくいから真っ向から気持ちや考えを聞くのを避けてしまいがちになったりする．しかし，実際に尋ねてみると，自分の想像と患者や家族が考えていることや期待していることは異なることが多い．この第2ステップは，医療者として苦手意識があっても，踏むべきステップとしてとても重要である．そして，相手の認識と現状が大きく食い違っている場合は，軌道修正を行うことが適切にコミュニケーションを進めていくために必要となる．

c. ステップ3：I（準備を確認する）

　ステップ3では，第2ステップで相手の認識をとらえ，認識が違っている場合は正しく認識し直せるようにやり取りを進めた後に，次に進む重要なステップとなる．ここでは，「今の段階で相手がbad newsを聞き入れる準備ができているか」についてアセスメントする．状況に

表1● SPIKES：6つのステップのプロトコル

● **S：setting and listening skills（場の設定と聴くスキル）**
  ・場の設定をする
    誰にも邪魔されない時間に，プライバシーが確保される場所で
    家族orパートナーに同席してもらう（必要に応じて）
  ・聴くスキルを使用する
    オープンクエスチョン（例：ご気分はいかがですか？）
    非言語的スキル（アイコンタクト，うなずきなど）
    積極的な傾聴（患者の発音を繰り返す，要約する）
● **P：perception（認識度を尋ねる）**
  ・病気の認識度を尋ねる
    （例：ご自分の病気をどのように理解されていますか？）
    （例：あなたがどのように病気について考えているのかを教えていただけませんか？）
  ・使用している語彙に注意を払う
  ・現実と患者の認識とのギャップに気づく
● **I：invitation（準備を確認する）**
  ・どの程度の情報を望んでいるのかを尋ねる
    （例：検査結果について詳しく説明したほうがよいですか．先ほどの先生の説明について振り返ってみ
    ましょうか？）
  ・情報を望んでいる場合：ニーズに応じて情報を提供する
  ・情報を望んでいない場合：選択を尊重する
    （例：もしもお気持ちがかわったら，いつでも尋ねてください．日を改めて，また話しましょう）
● **K：knowledge（情報を提供する）**
  ・ギャップを埋める（必要に応じて）
  ・警告をする（例：残念なお知らせがあるのですが……）
  ・情報を小出しに，わかりやすく伝える（医学用語は避ける，図の使用）
  ・患者の理解度を確認する
    （例：先生からの説明は早くなかったですか．これまでの説明でわかりにくいことはないですか？）
● **E：emotion（気持ちを理解しようとする）**
  ・患者の感情に注意を向ける（例：泣く，怒る）
  ・感情がわからない時は尋ねる（例：今，どのようなお気持ちですか？）
  ・共感的な対応をする
    （例：予期しなかったことのようですね．話をお聞きになって，本当につらいお気持ちだろうと思いま
    す）
    （例：身振り手振りやタッチングを用いて患者の感情を共有する）
● **S：summary（情報の要約と今後の方針を話し合う）**
  ・最後に伝えた情報をまとめ，再確認する．質問に答える
  ・治療などの他の選択肢もあることについて話し合う．医療スタッフが今後もフォローすることを伝える

［福井小紀子：がん看護 **22**：441，2017 より引用］

応じて，第2から第4ステップを行ったり来たりすることも可であり，SPIKESのステップは順不同であることも理解してほしい．最終的にこの6ステップすべてを踏むことが重要になる．
　また，相手が聞く耳をもたない場合や聞き入れる余裕がない場合は，いくら時間をかけてbad news を伝えてもその情報が相手に届かないことから，この時点での聞く準備状況を把握することが大切になる．具体的には，「先生からの先ほどの説明について，私からも改めて詳

しく説明したほうがよいですか？」や「先ほどの先生の説明について振り返ってみましょうか？」と投げかけて，相手がそれを望んでいる場合は，次のステップに進む．しかし，相手がその時点でそれを望んでいない，もしくは，次に進む準備状況にないと判断する場合は，「お気持ちがかわったら，いつでも尋ねてください」や「少し落ち着いてから，またお話ししましょうね」といった声かけを行い，今日は待つタイミングであると判断して，別日を再設定してコミュニケーションを改めて行うことも必要になる．

さらに，この「I」においては，看護は生活全般にかかわる情報のやり取りがコミュニケーション上の特徴となることから，「相手が何を大切に思い，詳しく聞きたいと思っているのか」という聞き手側のニーズについても正確に把握することが大切になる．看護師が重要と思っていることと患者や家族が最も気にしていることが異なる場合も多くの実践場面で起こるため，この準備を確認する段階で，「どのようなことが気がかりですか？」や「今一番心配なことは何ですか？」といった問いかけを行うことも重要になる．

この第2，第3ステップを丁寧に踏むことで，その後の「bad newsを伝え支えるためのコミュニケーション」がスムーズに進んでいく．相手あってのコミュニケーショのため，まずは，相手の認識と聞く準備状況を把握するように努めることが適切なACPを行ってくための「コツ」となる．

d. ステップ4：K（情報を提供する）

ステップ4はメインとなるACPを進めるうえで，「いいにくいこと＝bad newsを伝える」ステップとなる．コミュニケーションを上手に進めていく秘訣として，いきなりbad newsを伝えるのではなく，ステップ1，2，3を丁寧に経てから「bad newsを伝える」ことが重要になる．

この際，相手がbad newsを受けることの心の準備を促す「警告（ワーニング）」がコミュニケーションスキルとして有効となる．「残念ですが……」，「お伝えしにくいことなのですが……」，「今から大切なお話をします」といった前置きの言葉をかけて，少し間をおいてから本題に入っていくことがスキルになる．

そして伝える際には，目線を同じ高さにして，相手の目をみて表情や様子をよく観察し，相手の理解度を確認しながら，ゆっくりと伝えるように心がける．相手の理解度がわからない場合は言葉にして，「今お伝えした説明でわかりにくいことはありませんか？」や「ここまでの私の説明をどのように理解されましたか？」といった言葉かけで確認しながら，丁寧にステップ4を進めていく．

また，場合によってはメモをとって渡す，画像や画面をみせて説明するなど，聴覚だけでなく，視覚も活用したコミュニケーションを進めていくことがスキルとなる．

e. ステップ5：E（気持ちを理解しようとする）

ステップ5は，bad newsをステップ4で伝えた後に「気持ちを支える」というステップとなる．看護でよく用いられる「共感する」や「傾聴する」という言葉で表現されるように，看護師にとっては特に重要なステップとなる．ここでは，bad newsを伝えられた後の相手の感情を汲み取るように努め，相手と向き合うことが重要になる．

この際，相手が無表情であったり，言葉が出されずに気持ちがよくわからなかったりする場

合は，ステップ4と同様に，相手の感情を想像してコミュニケーションを進めるのではなく，「今，どのようなお気持ちですか？」と直接尋ねていく．また，「おつらいですね」といった言葉を用いて共感的態度を示して，「あなたを心配している，支えたいと思っている」という態度で接する．さらに，必要であれば手を添えたり，背中に手をおくなどのタッチングを用いることも効果的となる．

よく看護師から，bad newsが伝えられた後の患者に対して，「なんて声をかけたらよいかわからない」や「何か聞かれても，どうしてよいかわからない」といった不安の声を聞くことが多い．まずは恐れずに正面から向き合うように努めていく勇気が大切となる．望ましくない対応としては，bad newsを伝えることに気が引けて，何とかしないといけないと思い，つい，「先生はあのようにおっしゃっていましたが，そんなに重く考えないほうがよいですよ」や「これはあくまで統計的な数字ですので，あなたに限って当てはまらないかもしれません」といった，bad newsを打ち消してしまうような対応をしてしまうこともあると思うが，このような非現実的な期待をもたせるような言葉かけは，かえって逆効果となるため避ける．

実例として，ある患者から「先生（医師）からbad newsが伝えられた後，担当看護師（新人看護師）さんが残って自分のそばにしばらくいてくれた．特に言葉かけはなかったが，その場を立ち去ろうとせずにそばにいてくれたことが，この人は自分のために何か力になろうとしてくれているとわかった．これからもこの人が味方になってくれると思った」ということがあった．このように，看護師として患者に何か具体的な解決策が示せなくても，一緒に解決策を探すために「支えていきたい」と考えていることが言葉や態度で伝わると患者にとって助けとなる．また，わからない時は「わからない」，迷っている時は「自分も迷っている」と正直に患者に伝えてもよく，一緒に考えていくという姿勢で接していくことがbad newsを伝え支えるためのコミュニケーションスキルとなる．さらに，自分一人で抱えきれないと考える場合は，他のスタッフや上司に助けを求めてもよいことも理解してほしい．

f. ステップ6：S（情報の要約と今後の方針を話し合う）

最後のステップ6では，医師や自分が伝えた情報を振り返って再確認し，さらに，今後の方針を伝えて今回のやり取りを終わらせるステップとなる．この際，患者や家族に「一人ではない」ことの理解を促すために，たとえば，「私が担当看護師の○○です．いつでもご連絡ください」と自分が担当であることを強調して伝え，名刺などの連絡先を渡すことも重要となる．

「先生や薬剤師さんや事務職員も一緒にチームで○○さんを支えていきたいと思っています」といった，医師と看護師，その他のメディカルスタッフがチームとして全体で支えていくことのメッセージを言葉に出して伝えていくことも，患者と家族の安心につながる．

また，「次回も，私も一緒に先生のお話を聞かせてもらいますね」など，「一緒に」や「力を合わせて」という言葉を用いることが効果的となる．また，「○○さん」と相手の名前を要所要所で呼びかけて会話を進めることも，「自分は一人の個人として接してもらっている」という感覚をもってもらうのに有効となる．

なお，これまで述べた「SPIKES」という6ステップは，最初から順に進めていくことを基本としているが，繰り返しも重複も逆転も可能である．やり取りが終わる時に最終的に6つのス

テップをすべて踏んでいることを目指すことが重要である.

　以上に述べてきた「SPIKES」という6ステップを指針として，読者の方々の実践場面で活用してほしい．このSPIKESを理解・活用することで，①これまでのコミュニケーションを振り返ることができる，②今後のコミュニケーションを進める際の拠り所となる，③SPIKESを後輩にも教えられる，④スタッフ間で互いに振り返り，議論・共有する機会となる，といったメリットが得られるため，ぜひ活用してほしい.

　なお，このコミュニケーションスキルは，がん医療者向けのbad newsを伝える際につくられたステップであるが，筆者らはがん以外の領域に携わる看護師への講演や大学院の講義でロールプレイの経験を通して，どの対象や領域にも同様に活用できることを確認している.

SPIKESのステップで進めたコミュニケーション例の紹介

事例A　予後告知を行い，在宅看取りに向けての退院を勧める場面

　患者A：71歳，女性．進行肺がん（IV期）．呼吸苦があるが，強い苦痛の訴えはない．これ以上の積極的治療は副作用の増強から望めない状況になっている．徐々にADLが低下してきて，自分のことをするのが少しずつ難しくなってきている．

　本日，担当医から患者Aの主介護者である家族（夫：72歳，患者Aと二人暮らし）に対して，予後が2〜3週間と予想されること，そして，自宅に帰るなら今が最後のチャンスであることの説明が行われた．

　看護師はその場に同席し，その後，家族と会話する場面である．

1. setting and listening skills（場の設定と聴くスキル）

看護師（患者が眠っていることを確認して，患者から離れた個室で，互いにいすに座って話す状況をつくる）

今回，Aさんの退院の担当をさせていただきます看護師の〇〇と申します．よろしくお願いします．

（しばらく夫の表情をみながら間をとって）

先ほどの先生からの話を聞かれて，つらいですね．

家族　そうですね．

2. perception（患者・家族の認識度を尋ねる）

看護師　よろしければ，先生からのお話について，一緒に振り返っていければと思いますが，いかがですか？

家族　はい．お願いします．

看護師　先ほど，先生からはどのようなお話がされましたか．

家族　はい．先生から，あと2〜3週間と説明され，家に帰るなら今が最後のチャンスだといわれました．

看護師　そうでしたね．Aさんに残された期間，つまり余命について話されましたね．そして，ご自宅に帰るなら今がそのタイミングであることが話されましたね．今日のこの話を聞くにあたって，どのように心の準備をされていましたか．

家族　最期は家がよいと家内がずっといっていましたので，そのことを先生にもお伝えしていました．自分としては，心づもりはできていると思っていました．最近，家内の状態をみて，いよいよ最期に近づいてきたのかなと感じ，もしかしてとは感じていました．でも，家に帰してあげたいけど，私と二人暮らしだし，どうしたらよいのか迷っていました．

看護師　今のAさんの状況を予想されて，お家に帰ることも，迷いながら考えられていたのですね．

家族 はい．

3．invitation（患者・家族の準備を確認する）

看護師 （家族の表情をみながらゆっくりと）　先生の説明を聞かれて，もう一度確認しておきたいことや先生の話でわかりにくかったことはありますか？

家族 はい．残された時間があと2〜3週間ということはわかったのですが，どのように，これから家に帰って生活を成り立たせていけばよいのか不安です．とても私一人で家内を支えていく自信がありませんし，果たして自宅で過ごしていけるのでしょうか？

4．knowledge（情報を提供する）

看護師 先生は，在宅の先生を紹介することもいわれていましたね．また，在宅の先生だけでなく，私たち病棟看護師と病院の地域連携室とで連絡をとって，訪問看護師さんやケアマネジャーさんにも引継ぎをしていきます．そして，Aさんとご主人が，お家で心配なく過ごせるように準備を進めていきたいと思います．私たち病院のスタッフで力を合わせて，Aさんの希望やご主人の心配を一つひとつ伺って，相談しながらお家に帰る準備を進めていきたいと思います．

家族 はい．ありがとうございます．

看護師 まずは，私のほうで担当医の先生と地域連携室の看護師とで相談をしますので，また明日，より具体的なことをお伝えしますね．他に何か確認しておきたいことなどありますか？

家族 はい．家に帰った後の生活が心配です．そして，病院にはもうくることはできなくなるのでしょうか？　そのことが一番心配です．

看護師 先ほど先生もいわれていたように，先生と診療所の先生とで連携をとっていきます．また，私たち病院の看護師と訪問看護師とも連携をとっていきます．そして，介護保険を使って，ケアマネジャーさんを中心に，お家でのベッドの手配やヘルパーさんの訪問などの介護サービスも整えていき，ご主人とAさんができるだけお家で最期まで安心して過ごせるように体制を整えていきます．また，もしもお家で過ごすことが難しくなった時には，当院に戻ってこられるかどうかについても先生に確認しますね．こちらについても明日またお話させてもらいます．

家族 はい．私も，今晩落ち着いて今話していただいたことを整理しますので，また明日相談させてください．

5．emotion（患者の気持ちを理解しようとする）

看護師 （しばらく夫の様子をみながら沈黙の時間をつくる）
今，どのようなお気持ちですか？

家族 なんていったらいいんでしょう……．うまく言葉でいえないのですが……．もう望みはないんですよね……．

看護師 望みがないというのは？

家族 もう元気になることはないんですよね．

> **看護師** 残念ですが……, そうですね. ただし, 先生もいわれていたように,「最期は家で」と何度もおっしゃっていたAさんにとって, こうやってご主人をはじめ, ご家族に囲まれて, 住み慣れたご自宅に戻って残された時間を過ごしていくことは, Aさんの願いを叶えることになりますよね. ご主人はこれまで本当によく頑張ってこられました. これからもAさんがご自宅で心地よく過ごせるように, 私たちは, 在宅の先生や訪問看護師さんたちと密に連携をとりながら, 精一杯お手伝いしていきたいと思っています. そして, できる限り, Aさんとご主人を支えていきたいと思っています.
>
> **家族** わかりました.
>
> ### 6. summary（情報の要約と今後の方針を話し合う）
>
> **看護師** 今日お話ししたことはまた明日, 先生や地域連携室との連携をとって, 具体的にお話ししますね.
>
> **家族** はい. お願いします.
>
> **看護師** また, 必要であれば, 先生にも再度話をしていただくこともできますので, おっしゃってください.
>
> **家族** ありがとうございます.
>
> **看護師** 他に, 何か心配なことなどありますか?
>
> **家族** 今は……, ないです.
>
> **看護師** では, また明日伺います. 何かありましたら, いつでもご連絡ください.
>
> **家族** はい. ありがとうございました.

　以上の内容は, 2017年の雑誌『がん看護』の連載第2回「意思決定支援をすすめるためのコミュニケーションスキル」に掲載した内容を一部変更のうえ再掲したものである[14].

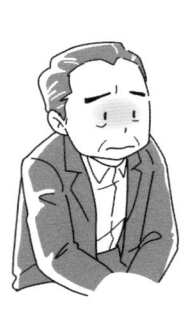
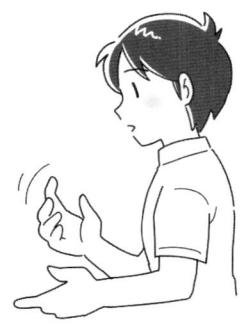

まとめ

　以上，人生の最終段階である緩和ケア・end of life care 期にある患者に対する ACP を行う際に，看護師が身につけるべきコミュニケーションスキルとして，SPIKES の 6 ステップに沿って bad news を伝えて支えるためのコミュニケーション例を示した．

　ACP とは，患者本人と家族などの周囲の人に対する意思確認とそれに沿った最善のケア提供を目指した繰り返しのコミュニケーションといえる．前述の 6 つのステップをコミュニケーションを進める際の拠り所として，日々，実践現場で繰り返し行い，6 つのステップが踏めていたかどうかを振り返り，うまく踏めなかった時はどのような会話がより望ましかったかを考え，次の会話に活かしていく．この実践的経験を積み上げていくことで，読者の一人ひとりのコミュニケーションスキルが上がり，その結果として患者の生活の質（QOL）が高まることを筆者らは研究的に実証してきた[9〜11]．

　読者の方々は，日々の実践でこの SPIKES を念頭においてコミュニケーションスキルを振り返りながら培い，このスキルを駆使した意思疎通を患者本人，家族，そしてチームを組む医療・介護職ととり，望ましい ACP を進めていただきたい．

❺ SURE の紹介

　次に，多職種による ACP を進めるために，看護師がおさえておくとよいコミュニケーションをとる際の枠組みとして SURE を紹介する．

　終末期の場合，急な病状変化や苦痛の増強などが起こり，治療選択や療養の場の移行に関する重要な意思決定を急遽迫られることが生じる．そのため看護師は，検査データや既往歴や現病歴などを把握しながら，今後の患者の病状変化と治療やケアの方向性を見通して，患者の状態を観察しながら見立てた見通しを前もって患者と家族に情報提供する，またチームメンバーに患者や家族の意向や病状などを伝える役割を果たすなど，ACP を進めるための要となることが求められる．

　このため，看護師は，患者の大切にしていることや価値観を把握したうえで，治療の選択肢に関する情報不足やその相談者の不在など，患者や家族の decisional conflict（意思決定を行う際に障壁や困難になりうること）が存在するかどうかを考えていくことが重要となる．

　そこで，医療者が患者の decisional conflict を簡便に把握するための SURE というアセスメントツール[15]を紹介する．

　SURE は，

① S（sure of myself：最善の選択であることへの確信）

② U（understand information：各選択肢に含まれる情報の理解）

③ R（risk-benefit ratio：各選択肢の利点と欠点の割合）

④ E（encouragement：選択における支援状況）

という4つの質問で構成され、医療者によるACPを行う際に有用なツールとして海外で用いられている[15]．

具体的な質問の言葉を紹介すると、看護師として、患者・家族に対して、

①Sでは「あなたにとって最善の選択だと思いますか？」、

②Uでは「各選択肢のメリットとデメリットを知っていますか？」、

③Rでは「そのメリットまたはデメリットの兼ね合いがあなたにとって最適であると思いますか？」、

④Eでは「これらを決めるにあたって、十分な支援と助言を受けたと思いますか？」

と尋ねる．そして、各質問で「いいえ」が一つでもつけば、患者はdecisional conflictを抱えていると判断する．

⑥ SBARの紹介

ACPを進めるにあたり、ケアチームメンバー間で必要な情報を的確に共有するためには、職種や経験の異なりによるとらえ方の違いに影響されないコミュニケーションが必要である．

SBARというコミュニケーションツールは、以下の4つの視点で情報をチームを組む多職種間で整理して順序立てて伝える方法である．

① S（situation：状況）

② B（background：背景）

③ A（assessment：アセスメント，分析）

④ R（recommendation：推奨したい方針）

米国科学アカデミーが医療者向けに開発し[16, 17]、多職種間の適切な情報伝達に関する効果が実証されているツールである[17, 18]．

看護師をはじめとした医療者は、チームを組む多職種に対して、

①Sでは「患者に起きていることの状況を伝える」、

②Bでは「患者の病歴や状況に関連すると考える背景・理由を伝える」、

③Aでは「この状況や背景から自身が問題と考えることを伝える」、

④Rでは「これらの問題に関して、自身はどのような方針でいきたいのかを伝える」

という4つの内容を順序立てて伝えていくことが有用であると提唱されている．

以上から、終末期がん患者のACPにおいて、看護師は、患者との会話の中でSUREを活用して患者個々のdecisional conflictをみつけるとともに、意思決定の際の葛藤となりうる要因を多職種と共有すべき「状況・背景・分析・方針」という4つの伝えるべき情報の枠組みにSBARを活用して整理することで、多職種連携によるACPをより適切に進めていけると考える．

SURE・SBARを活用した多職種連携の実践例

　では，このSUREとSBARを用いて「最期の療養の場の意思決定」における多職種連携に基づくACPの実際例を以下に紹介する[19]．

> ## SUREとSBARを用いたコミュニケーション例の紹介

事例B　**１年間継続した化学療法が効かなくなり，主治医から患者に，緩和ケア中心の医療への転換を告げられ，今後の療養および看取りの場に関するACPを行う場面**

　患者B：70歳代，女性，夫と二人暮らし．近所に娘家族が在住している．主な家族介護者は夫と娘である．膵がんⅣ期，肝転移あり．腰部の疼痛と倦怠感と食欲不振が続き，医療用麻薬を内服し疼痛コントロールを行っている．

　主治医から「これ以上の化学療法は効果が期待できないため，今後は，緩和ケアを始めることを勧めます．療養する場所として在宅も視野に入れて今後どこで過ごしたいかについて，ご家族とよく相談してください」と患者Bは説明を受けた．

　次の週の診察で患者Bは，「先生，このまま最期まで，この病院でお世話になろうと思っています」と主治医に伝えた．主治医が「ご家族とそのように話し合ったのですか？」と尋ねると，「いえ，夫と娘には，そのことについては話していません」と答えた．主治医は，患者Bと夫のそれぞれの意向を十分に把握することが必要と判断し，外来看護師に患者Bの今後の療養の場に関する意思確認の面談を依頼した．

> **（会話：SUREを用いた看護師による個別面談の場面）**
>
> **看護師** 先生から今後過ごす場所のお話がありましたが，本日は，そのことについて，Bさんのお気持ちを伺いたいと思っています．
>
> **患者B** 月１回の検査データを聞くたびに，最近少しずつ値がわるくなっていることは把握していましたが，先生から改めて化学療法が効かなくなったといわれてショックでした．そして，この先，どこで過ごすのか考えるようにといわれ，最期までこの病院でお願いしたいと考えています．
>
> **看護師** ショックなお気持ちの中，過ごす場所を考えないといけない状況だったのですね．最期の時間を病院で過ごすことは，Bさんにとって最善の選択だとお考えですか？　[S：sure of myself（最善の選択であることへの確信）]
>
> **患者B** 最善かどうかと聞かれると……，正直，迷いはあります．
>
> **看護師** 最善でないと迷われているのは，どのような理由ですか？
>
> **患者B** 先生には，「在宅での看取りも視野に入れて考えるように」といわれました．本音をいうと，住み慣れた家で，自分のペースで最期まで好きなことをして，気兼ね

なく過ごしたいと思っているんです．でも，そうすると夫と娘に負担をかけてしまうのでわるいなと思い，遠慮もあって迷っているんです．

看護師 本当は自宅で過ごすことを希望されているのですね．では，病院と自宅をそれぞれ選ぶことでのメリットとデメリットについてはどう考えていますか？
[U：understand information（各選択肢に含まれる情報の理解）]

患者B 病院だと，先生や看護師さんが常にいらっしゃるので何かあった時も安心ですし，夫や娘にも病院にいれば洗濯ものや食事など家事の負担をかけなくて済むので気が楽と考えますが，その分自由がなくて窮屈だと思っています．自宅だと自由だけど，急に痛みが強くなるなどした時が不安なことと，夫や娘に迷惑をかけてしまうことを申し訳ないと思っています．

看護師 そうですか．今あげていただいたことについて，Bさんにとって，どのメリットとデメリットが一番重要になりますか？
[R：risk-benefit ratio（各選択肢の利点と欠点の割合）]

患者B そうですね，本音は，自宅で自由に過ごしたいのですが，夫と娘の負担がとても気になっています．自分でも，自分の希望を優先してよいのか，夫や娘の負担を優先して考えたほうがよいのか，よくわからずにいます．

看護師 今後病院で過ごすか自宅で過ごすかという選択において，周囲のどなたかや，身近な医療者などに相談されましたか？　これについて，十分な支援と助言を受けられていると思いますか？　[E：encouragement（選択における支援状況）]

患者B 誰にも相談していないので，受けていないですね．この話は，夫とも娘とも面と向かって話しにくくて……，きょうだいや親しい友人にも話していないし，身近な医療者なども思いつかないし，よくわからなくて．

看護師 そうでしたか．大切なことなので，Bさんとご主人と娘さんでよく考えて選べるように，私たちもサポートしたいのですが，今日伺ったことは先生やかかわるスタッフと共有してもよいでしょうか？

患者B よろしくお願いします．

　看護師は，「患者Bは在宅療養を希望しているが，夫と近所に住む娘の介護負担への遠慮から，病院で最期まで療養することを選択しようと考えている」と主治医へ伝えた．さらに，SUREで問いかけた内容を整理し，患者Bは療養場所として病院と在宅の各選択肢のメリット・デメリットに関する情報や選択する際の支援や助言を十分に得られていない状況を主治医へ説明した．そのため，緩和ケアチームと地域連携室のスタッフを交えて，多職種カンファレンスを実施することとなった．

（会話：看護師がSBARを用い，院内の多職種カンファレンスを主導した場面）

看護師 70歳代，女性．膵がんⅣ期，肝転移ありと診断され，化学療法を1年間継続してきた方ですが，今回化学療法を中止して緩和ケアへの移行を行うことになったBさんです．現在，腰部の疼痛と倦怠感と食欲不振はあるものの，医療用麻薬を

内服し疼痛自制内の方です．

S（situation：状況）：患者Bは，今回の緩和ケアへの移行に際して，看取りまでを含めた療養場所として，本心では在宅を希望されています．しかし，ご主人と近隣に住む娘さんへの介護負担への遠慮が強く，最期まで病院で療養する選択しかないと考えています．

B（background：背景）：病状は，これまでの1年間，化学療法を点滴と内服の2種類実施してきており，現在の主訴は，腰部の疼痛と倦怠感と食欲不振ですが，医療用麻薬の内服により疼痛コントロールはできています．

A（assessment：分析）：Bさんとの面談で，ご本人は誰にも相談していなく，病院と在宅の各選択肢のメリット・デメリットに関する情報や選択する際の支援や助言を十分に得ていないことがわかりました．

R（recommendation：推奨したい方針）：これらの問題に関して，Bさんの希望である在宅療養に向けて準備を始めたいと考えますが，その実現可能性と具体策について，皆さんの意見をお聞かせください．

　緩和ケアチームと地域連携室のスタッフより，在宅緩和ケア実績のある在宅療養支援診療所の医師と看取り支援実績の豊富な訪問看護ステーションとの連携による疼痛緩和を中心とした医療支援，また在宅看取り実績のあるケアマネジャーを介してホームヘルパーによる生活援助と身体介護の支援を受けることで，患者Bの在宅療養環境を整えることは可能であるという意見が出された．また，今後の病院のかかわりとしては，本人の希望と状態をみながら，急変時はいつでも病院での受け入れ体制を整えていることを伝えることで，患者Bと夫と娘の不安軽減になるのではないかと提案された．これらの方針を受けて，看護師は主治医と同席し，患者Bと夫に面談することとなった．

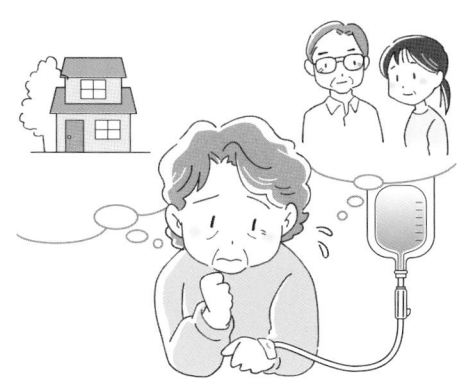

❽ まとめ

　以上，適切なACPを行うための拠り所となるコミュニケーションスキルとしてのSPIKES
の6ステップ，患者の意向を的確に確認するための4つの視点となるSURE，チームメンバー
に情報を伝える際の4つの枠組みについてのSBARの考え方を解説した．そして実践例を紹介
した．

　SPIKESもSUREもSBARも，看護師自身が適切なコミュニケーションをとって，患者本人
主体となる適切なACPをチーム連携の中で行っていく際に，考え方の拠り所としてとらえる
ことのできるものである．ぜひ読者の方々は，実践でこれらを理解したうえで，場数を踏んで
活用し，自身のスキルとして習得していっていただきたい．

●引用文献

1) Billings JA et al：Strategic targeting of advance care planning interventions：the Goldilocks phenomenon. JAMA Intern Med **174**：620-624, 2014

2) Small N et al：Using a prediction of death in the next 12 months as a prompt for referral to palliative care acts to the detriment of patients with heart failure and chronic obstructive pulmonary disease. Palliat Med **24**：740-741, 2010

3) Bernacki RE et al：Communication about serious illness care goals：a review and synthesis of best practices. JAMA Intern Med **174**：1994-2003, 2014

4) The AM et al：Collusion in doctor-patient communication about imminent death：an ethnographic study. BMJ **321**：1376-1381, 2000

5) 森田達也ほか：抗がん治療をいつまで続けるか―エビデンスの創出・統合から実践へ．癌と化療 **43**：824-830, 2016

6) Baile WF et al：SPIKES：a six-step protocol for delivering bad news：application to the patient with cancer. Oncologist **5**：302-311, 2000

7) Baile WF et al：Discussing disease progression and end-of-life decisions. Oncology（Williston Park）**13**：1021-1031, 1999

8) Fukui S et al：Communication skills training on how to break bad news for Japanese nurses in oncology：effects of training on nurses' confidence and practical communication skills．J Cancer Educ **25**：116-119, 2010

9) Fukui S et al：A randomized study assessing efficacy of communication skill training on patients' psychologic distress and coping：Nurses' communication with patients just after being diagnosed with cancer. Cancer **113**：1462-1470, 2008

10) Fukui S et al：Effect of communication skills training on nurses' detection of patient distress and related factors after cancer diagnosis：a randomized study. Psychooncology **18**：1156-1164, 2009

11) Fukui S et al：Effectiveness of communication skills training of nurses on the quality of life and satisfaction with healthcare professionals among newly diagnosed cancer patients：a preliminary study. Psychooncology **20**：1285-1291, 2011

12) 厚生労働省：中央社会保険医療協議会総会審議会資料（第257回）―個別事項（その1：がん対策等について）．平成25年11月15日，p61．＜http://www.mhlw.go.jp/file/05-Shingikai-12404000-Hokenkyoku-Iryouka/0000029732.pdf＞（2022年1月5日閲覧）

13) 福井小紀子：コミュニケーションスキル―臨床の場で悪い知らせを伝える．がん看護 **7**：515-520，2002

14) 福井小紀子：意思決定支援をすすめるためのコミュニケーションスキル．がん看護 **22**：439-445，2017

15) Légaré F et al：Are you SURE？：assessing patient decisional conflict with a 4-item screening test. Can Fam Physician **56**：e308-e314, 2010

16) 鈴木　明ほか：チームSTEPPS（チームステップス）―チーム医療と患者の安全を推進するツール．日臨麻会誌 **33**：999-1005，2013

17) Cornell P et al：Improving shift report focus and consistency with the situation, background, assessment, recommendation protocol. J Nurs Adm **43**：422-428, 2013

18) Joffe E et al：Evaluation of a problem-specific SBAR tool to improve after-hours nurse-physician phone communication：a randomized trial. Jt Comm J Qual Patient Saf **39**：495-501, 2013

19) 浅海くるみほか：進行がん患者における意思決定支援とコミュニケーション：診断から看取りまで―看護師に求められる多職種連携・看看連携を促進するかかわり―高度看護実践のスキルから学ぶ実践例．がん看護 **22**：639-644，2017

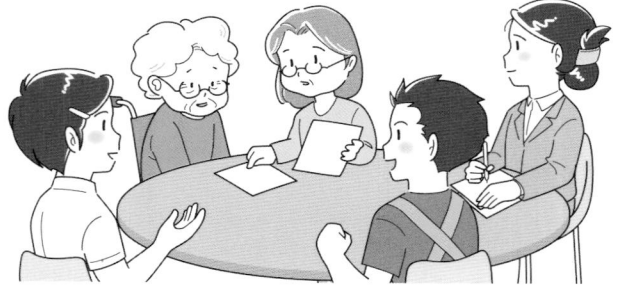

疾患ごとにみる
病棟・外来でのACP

導入

　第2章では，代表的で特徴的な経過をたどる疾患として，がん，心不全，呼吸不全，老衰・認知症の4つを取り上げる．それぞれの疾患の進行や特徴に合わせて，アドバンス・ケア・プランニング（ACP）を行うことを考える場合に代表的で重要な場面を選定し，どのようにACPを進めたらよいかについて事例を交えながら，「病気の進行に応じて看護師がACPとしてかかわることが求められるタイミングのとらえ方」と，そのタイミングごとに「何をしたらよいか」，についての理解が深まる構成としている．

① 4つの疾患で共通すること

　今回示した4つの疾患をベースにしながら，それまでの患者本人の生活習慣（喫煙歴，食生活，運動習慣），既往歴（糖尿病や高血圧などの慢性疾患の有無，身近な家族に同じ病気をもつ人がいるかなどの遺伝子的な影響），生活スタイル（多忙な仕事か，健康管理ができる性格か，規則正しいライフスタイルをもつ人か），家族介護力，近隣や友人を含むインフォーマルサポートの状況，フォーマルサポートとなる介護保険サービスや在宅医療や訪問看護サービスを利用できる地域に住んでいるか，これらを利用する経済力があるかなど，その人を身体・心理・社会面で全体的にとらえることが重要となる．また，本人の性格，主介護者となる家族との関係性，周囲の人とのコミュニケーションや関係性の取り方のパターンの理解に努めることも，ACPを進める際に重要な情報となる．そして，これらを多面的・総合的に情報収集することが重要となる．

　これらの情報を総合的にとらえて判断して，人生の締めくくりをどのように迎えるかについて，患者本人の意思確認のタイミングと意思確認すべき事柄を見極めて，時を逃さずに，問いかけ，選択肢を提示して，患者自身が意思決定できる状況を提示していくことが求められる．

　なお，これらの幅広い情報収集と判断を進めるにあたっては，看護師一人で行うのではなく，看護管理者や専門性の高い看護師や病棟や外来の看護師と連携しつつ，病院内の医師やソーシャルワーカーや医療事務やリハビリテーション職などの多職種の力を借りながら，チームで行っていく．さらに，在宅療養や施設への転院などの場の移行が関連するACPを考える際には，地域連携を強化して，在宅や施設の医療・介護職，行政，必要に応じて近隣の人々の力も借りながら，さまざまな人との連携のもと，ACPを進めていくことがポイントとなる．

❷ 疾患別の特徴

がん (☞p35)

　この項では，場面を診断期，積極的治療期，ベストサポーティブケアへの移行期，end of life care期の4時期に分けて，それぞれの時期に，患者本人が希望する治療や生活を実現していくためにACPのやり取りとしてどのような会話や対応が求められるか，特に看護師としてどのようなかかわりが求められるかについて解説する．

　がんは，日本における死因の1位であり，ACPの対象となる患者数が最も多い疾患である．がんは，比較的長い期間機能が保たれ，患者は自立した日常生活を送ることができ，最後の数ヵ月～数週間で急速に全身状態が悪化するという経過をたどる．このため，他の疾患と比べて病気の進行がとらえやすく，ACPを行うタイミングの予測がしやすい病気といえる．

　もちろん，ACPにかかわる看護師にとっては，一人ひとりの患者と家族がその場面ごとに意思決定するためにどのようにかかわっていけばよいか，その対応を自身で判断していくことは迷いの連続であるが，病期の進行に沿って比較的シンプルに患者と家族に治療や生活の場などの意思決定の選択肢を提示しやすいと考える．

　ただし，病期の進行や予後予測がしやすいからこそ，患者と家族はその見通しに耐えられない．具体的だからこそ不安が増強することも起こるため，看護師は患者・家族と一定程度の心理的な距離を保ちながら，冷静かつ的確に，要所要所で意思決定の選択肢を提示し，患者本人が何を大切にして，どのような治療を受けて，どこでどのように過ごしていきたいかについての意思決定をリードしていくことが求められる．

心不全 (☞p73)

　心疾患は日本における死因の2位である．代表的な心疾患として心不全があげられ，今後の多死社会を想定して2018年の診療報酬改定において緩和ケアの対象疾患に加わった疾患である．今後，ますますACPの対応が重要となる対象である．

　心不全は寛解と増悪を繰り返しながら徐々に進行し，最後は比較的急速に経過をたどる疾患である．この項では，病棟・外来看護師が主にかかわるタイミングとなる治療抵抗性心不全ステージの時期を中心に看護師はどのようなACPを行えばよいかについて解説している．

　心不全は，増悪が起こって入院して治療を受けることで寛解することから，少しずつ終末期に近づいていることの予測が，患者本人はもとより看護師も判断しにくい．このため，本人の状態や必要なケアや検査データなどの少しの変化も見逃さないという観察・アセスメントの重要性も盛り込んだ．

呼吸不全 (☞p97)

　呼吸不全は，慢性閉塞性肺疾患(COPD)が代表的な疾患となる．COPDの軌跡は，慢性の経過をたどりながらも急性増悪を繰り返しながら肺機能が徐々に低下し，ある時の急性増悪をきっかけに致命的な状態に陥るという特徴をもち，予後を推定することが難しい疾患である．

　また，呼吸困難を抱えるため，命に直結することを患者本人が具体的にイメージしやすい疾患であり，それがために不安や抑うつも高いことが明らかにされている．このため，看護師は，予測しづらい疾患であるからこそ，患者に知識や情報を早め早めに提供するように心がけ，患者本人が自分の状況を正しく把握でき，今，どのような治療・生活スタイルを選択するべきかについて考えるようかかわることが求められる．

　この項では，診断期，慢性安定期，長期酸素療法導入期，急性増悪期，フレイルの進行期，終末期の6場面に分けて各場面の特徴と看護師としての対応について解説している．そして，長期酸素療法導入期と急性増悪期と終末期の3場面における事例を紹介した．急性増悪による入院が増えてきたかどうかが，後半の進行におけるACPの見極めのポイントとなる．

老衰・認知症 (☞p117)

　老衰や認知症におけるACPは，がんや心不全・呼吸不全に比べて，疾病の進行や軌跡が長期間ゆっくり進むため，そのタイミングや進行をとらえにくい．

　看護師がACPを行うタイミングととらえるサインは，認知症は，「体重減少」や「食べられない」という状況の変化に加えて，患者本人の意思表示や意思確認が困難になっていくこと，患者本人ができることとできないことの見極めが難しくなり生活に支障をきたすことなどにあらわれる．このため，看護師は，生活機能や認知機能の低下に基づく，自立した生活の営みや他者とのコミュニケーションが少しずつゆっくりと自分でできなくなっていくタイミングに気づくことが重要である．すなわち，これらの少しずつの日常生活の変化の結果，暮らしの場の変更を必要とする時や，患者や周囲の人に加えて医療者や介護者といったインフォーマルの専門職のかかわりが追加されるタイミングをとらえることが重要になる．そして，その時々でACPを意識した積極的な支援を行いながら，具体的に治療や生活の場といった意思決定の選択肢を時を逃さずに提示して，支えていくことが求められる．

　この項では，看護師のかかわりについて，人生の最終段階，看取り，心肺停止(DNAR)に時期を分けて，それぞれの具体的なかかわり方を事例紹介を行いながら解説した．

　具体的な4つそれぞれの疾患患者に対するACPについては，各項を参照されたい．また，第1章で解説したSPIKES(p13)については，「A．がん」の事例で，臨床場面でどのように応用活用されているかをさらに解説している．第1章の内容と併せて参照いただきたい．

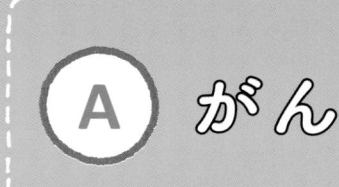

A がん

1 背景と疫学

　日本は多死時代に突入し，国民の三人に一人ががんで最期を迎える．がんは高齢者に多く，生活習慣にも影響される．政府から国民一人ひとりが「人生会議」を実施して，人生の最後まで望んだように生きること，望まない高度医療を避けることなどが勧められている．

2 がんの軌跡と求められるACP

　アドバンス・ケア・プランニング（ACP）の機会という視点でがんの軌跡を段階別に俯瞰すると，Ⅰ．診断期，Ⅱ．積極的治療期，Ⅲ．ベストサポーティブケアへの移行期，Ⅳ．end of life care期に大まかに分けられる（図1）．がんの軌跡は図1に示すとおり，がん種を問わず，Ⅰ〜Ⅲ期の比較的全身状態がよい時期から，急激に症状および病状が進行し死に至るⅣ期となる．

　がん医療において，患者はいつの時期もbad newsを聞き意思決定を求められる．がんの診

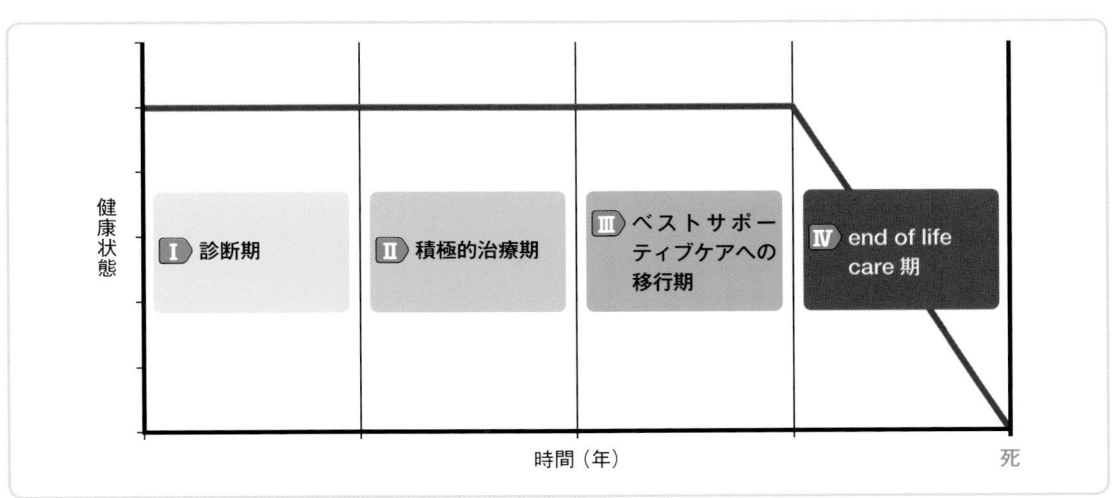

図1 ● ACPの観点からみるがんの軌跡

断，積極的治療の選択や中止，ベストサポーティブケアへの移行，最期の療養場所や看取りについて，十分な時間的余裕もないままに患者や家族は苦悩しながら，その時々の最善の選択を迫られる．

　入院期間が短縮し，病院の機能分化が進み，意思決定しなければならない場面は入院中よりも，在宅療養中の外来で行うことが増えている．

　看護師は，bad newsを聞き苦悩の中にある患者や家族に寄り添い，患者や家族の受容の段階を見極めながら，適切なサポートを提供し，その意思決定を支援する重要な役割を担っている．看護師は，ACPで直接的にかかわる患者・家族支援に加え，入院や外来，在宅療養の場面でかかわる多職種間の調整役としても機能しなければならない．

診断期

　ほぼすべての患者は衝撃を受け，危機的状況に至るという特徴がある．看護師は，がんという診断によって連想される困難な治療や死などに恐怖を感じている患者に寄り添いながら，どのような治療を選択するのか，患者としてだけでなく日常の生活を営む一人の人としての視点で患者の意思決定をサポートする．

積極的治療期

　生き長らえる希望を治療に託しながら，生と死の不安を抱えているという特徴がある．看護師は，副作用に苦しみながら治療主体の生活を送りがちな患者・家族に対して，副作用の症状緩和に努めながら，日常生活に焦点を当てることが重要な役割となる．治療によって患者の生活に障がいが生じていないか，治療の効果や副作用の程度のバランスを見極め，治療継続か，減量または中止などの決定にゆれる患者・家族および医師との調整を行い，患者の意思決定を支援する．

ベストサポーティブケアへの移行期

　診断時よりも衝撃を受け，死を身近に感じるという特徴がある．患者・家族は受けられる治療があることそのものが生きる希望を支えているような状況になる．副作用に苦しみながらも治療を継続したい患者・家族と，治療効果が期待できず，これ以上の積極的治療は患者のメリットにならないと判断している医療者の価値判断の違いが患者の重要な意思決定に影響を及ぼす．看護師は正確な情報提供を行いながら，患者の価値観を尊重した意思決定がなされるよう，患者の擁護者であることを心がける必要がある．

end of life care期

死が差し迫った状況の中で，さまざまなことを残される家族のために意思決定しなければならないという特徴をもつ．看護師は，症状緩和も治療であること，患者自身の力でがんと闘っていることなどを患者とともに確認しつつ症状緩和に重点をおいて支援する．実現可能な患者の希望を支え，残された時間でできること，できないこと，しなければならないことの優先順位をつけながら，残された時間を過ごす日常生活を大切にする．残された時間をどのように生きるのか，患者と家族がどのように過ごしたいと考えているのか，具体的に表現できるよう，考え方の整理や希望のすり合わせなどをサポートする必要がある．

コラム① わたしはこうしている —— ACPの記録の工夫

北見赤十字病院（当院）ではACP記録用紙とカルテ上の日々の看護記録への記載という二つの方法でACP記録を活用している．ACP記録用紙は退院時や長期療養のサマリーとして記録し，在宅療養にかかわる訪問看護師や介護職などのケアスタッフに提示できる内容となっている．カルテ上の日々の看護記録でのACPは，看護上の問題ごとに記録される内容の他に，ACPとして患者の希望や意向などを聞いたタイミングで簡単な記録を残している（図2，3）．

ACP記録用紙　　　　氏名

患者背景	
家族構成	病名・病状
代理意思決定者	

本人の治療や療養に関する意思	
これまで	これから
医学的判断	家族の意向

⇩

支援のポイント

⇩

合意形成内容

図2● 医療文書としてのACP記録用紙

ACP記録用紙が出てくる．
Excel方式になっているので必要事項を入力する．

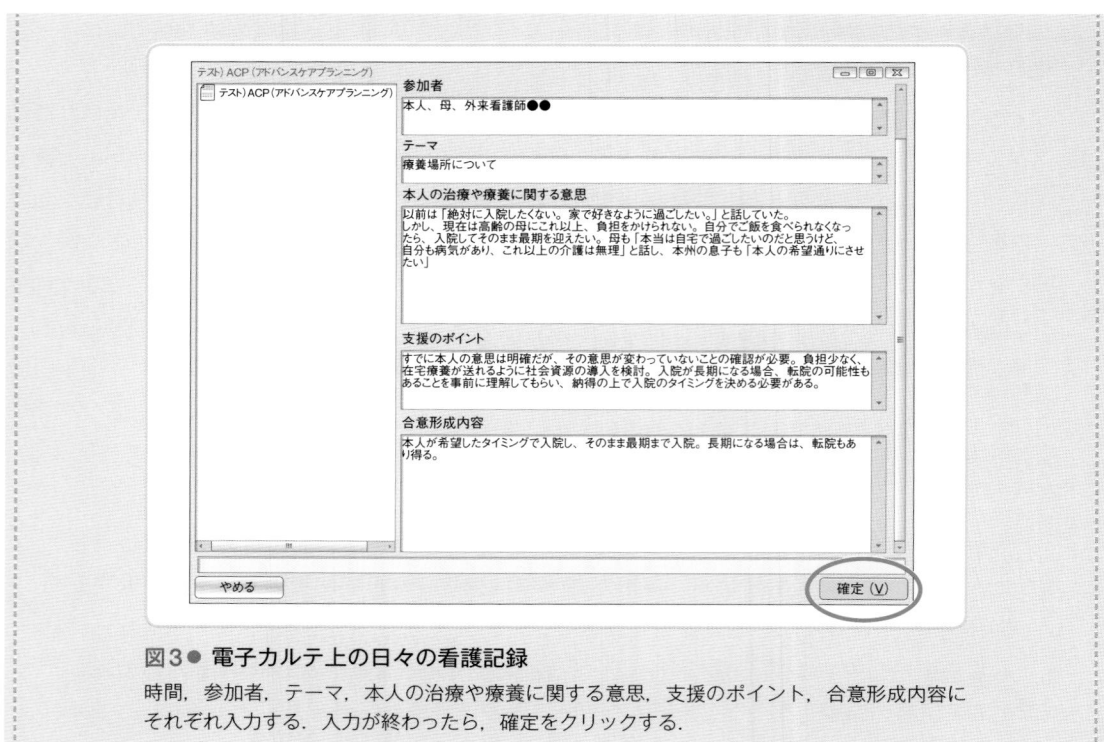

図3●電子カルテ上の日々の看護記録

時間，参加者，テーマ，本人の治療や療養に関する意思，支援のポイント，合意形成内容に
それぞれ入力する．入力が終わったら，確定をクリックする．

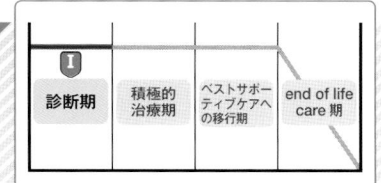

経過別アドバンス・ケア・プランニング

Ⅰ 診断期

概説

a. 初診時における患者の特徴

この時期は，自覚症状による受診や健康診断結果による再検査での受診など，がんの診断を受ける患者の状況によってbad newsを聞く準備状態が異なる．また，早期発見できた場合や手術適応か否かで患者の受ける衝撃の度合いも異なる．

b. 分かれ道と選択肢（図4）

完治が期待できる治療方法がある場合の意思決定はさほど難しくなく，根治治療に向けて滞りなく準備を進めることができるため，無事に治療が完遂できるよう支援する．時には根治治療が期待できる場合でも，患者自らが根治治療を希望しない場合がある．その場合は，患者の選択の背景にある要因を聞き出し，その選択が患者の自律性によるものか，何かの障がいから生じているのかを判断する．看護師は患者自らの選択を尊重する立場ではあるが，その選択が患者の最善であるか，患者・家族とともに考えることが大切である．

がんの診断時に切除不能もしくはⅣ期で根治が期待できない場合，患者の意思決定は難しくなる．診断による衝撃で患者らしい意思決定ができない状況に陥ることや，症状緩和や延命を目的とした治療であるにもかかわらず，完治することに希望を見出してしまうことなど，事実を受容することが困難になる要因が多い．

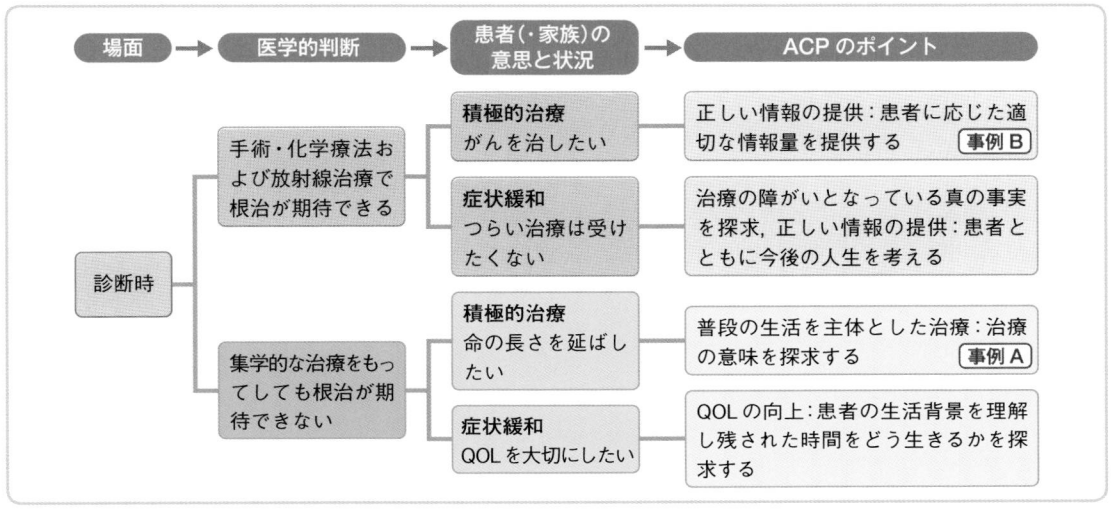

図4● 分かれ道と選択肢チャート（診断期）
診断期における選択肢チャートは積極的治療期と同様となる．

c. 診断期のACPで重要なこと

ACPを行ううえで重要なことは，過不足のない情報を正確に伝える中で，最も患者らしく，患者にとって最善の決定を導き出すことである．年齢やperformance status（PS）などから治療効果と有害事象のバランス，今までの生き方，家族の思い，経済状態，在宅の環境など，さまざまな患者の情報が意思決定を左右する．高齢で認知機能に問題を抱えた患者，高齢の夫婦世帯や独居の患者，経済的貧困など現在のがんの診断時にはさまざまな問題を抱える患者・家族も多い．患者は日常生活を営みながらがん治療を受けなければならない．生活を支援する看護師は，治療を受けるという患者の側面だけをみるのではなく，治療を受けつつ日常生活を送る患者の生活全体を見据えて，患者・家族がイメージできるよう医師の説明を具体的に補足する．また一度決定した内容も，日々変化する患者の状態に合わせて変更できるような準備が必要である．特に進行がんの診断の場合，高齢者は介護の申請や訪問看護の導入などの患者・家族に在宅での療養支援に必要なリソースを紹介できる知識が病院看護師に求められる．進行がんの診断においては，ACPを始めることが生活の質（QOL）を向上させることにつながるので，医師の診察後に看護師との面接時間を設定し，必要であれば，専門看護師や認定看護師などにもかかわってもらうとよい．

問題の焦点と対応

がんの診断を告知する場合，それ以前にさまざまな検査や病状の聞き取りなどがなされていたり，途中経過としての医師からの説明が行われていたりする．患者はがんと診断されるかもしれないと疑い，恐怖心と不安を抱えながら過ごしている．ひとたびがんと告知されると，他の説明はほとんど覚えていないという状況に陥る患者が多い．がんの診断場面は，患者や家族が危機的状況に陥る場面でもある．重要な説明があるので，看護師は患者が一緒に聞いてほしいと考える家族の同席を勧める．外来で告知されることが増えているが，十分な診察時間の確保や必要な場合は専門看護師や認定看護師の同席を依頼し，診断時から多職種でケアを行うことを保証する必要がある．

事例A　がんの診断告知の場面（進行がんと診断された場合）

患者A：62歳，男性．数ヵ月前から食欲不振と背部痛を主訴に近医を受診した．膵がんを疑われ総合病院に入院し検査を行った結果，膵がんの診断が確定した．同時に肝転移もあることが判明し，膵がんのⅣ期で手術不能の進行がんであった．外来で検査の結果を聞くこととなり，姉と外来を受診した．患者Aは15年前に乳がんで妻を亡くし，認知症の義母を介護していたが，自身の体調が思わしくなく義母を施設に預けることにしていた．子どもは二人いるが，二人とも遠方で告知時には同席できなかった．

医師から膵がんの診断と手術ができないこと，抗がん剤の治療を今後行っていくが，抗がん剤の効果は限定的で，進行も早いことから予後は1年程度と説明を受けた．

患者Aはがっくりと首をうなだれ，抗がん剤の治療をどうするか，いつから始めるかと

いう医師の質問に答えることもできなかった．同席した姉から，少し考える時間がほしいと提案され，1週間後に再来の予定となった．外来看護師は患者Aのあまりの落ち込みに対応が必要と考え，1週間後の診察前に看護師との面接時間を設定した．

　看護師は，診察前の待ち時間で診察予約時間まで十分に時間があることを確認し，静かでプライバシーが確保できる個室を準備し面接を行った❶．

（会話：診察前の面接場面）

看護師 本日，担当する看護師の○○です．医師の話から1週間経ちましたが体調はいかがですか．

患者A 食欲もなくて夜もあまり眠れない．自宅ではなくて姉の家に世話になっています．幸い義母は施設に入所したので……，それだけが救いですね．義母の落ち着き先が決まってよかった．みぞおちのところがシクシクと痛み，背中も苦しくて何もする気になれません．

看護師 そうだったのですね．1週間，つらかったですね．食欲もなく眠れてもいないとのことでとても心配です❷．

患者A （泣きながら）　あと1年程度と聞いたので❸，好きな車も手放しました．もういろいろなものを処分しないと……，バイクは手放せていませんが……，もうダメなんでしょう？　妻は抗がん剤で苦しんだし，自分もああなるかと思うと一人暮らしで耐えられるのか……，抗がん剤をやる自信もないです．

姉 そんなこといわないで，抗がん剤を頑張ろうよ．

看護師 （患者の手を握り）　今の正直な気持ちを医師にお話してみましょう．抗がん剤に対する不安も伝えましょう．抗がん剤を使用する目的は日常生活を取り戻すことです．病気をコントロールして命の長さを延ばしつつ，Aさんらしい日常生活を送る❹，私はそうなることを願っています．Aさんと一緒に病気や治療と向き合いながら，私も何かお手伝いさせていただける機会をいただければと思います．困った時やつらい時は，必ずそばで助けることを約束します．

患者A ありがとう．そうだよね．治療も進歩しているだろうしね．バイクは諦めなくてよいかな？　できれば，バイク仲間ともう一度走りたいよ．

　この後，担当医師に患者の心理状態を情報提供した．予後の告知が患者に大きな衝撃を与えていると判断したので，予後告知の際は患者に聞きたいか聞きたくないかの選択をさせてほしいことと❺，患者の心配事を減らすように情報を小出しにわかりやすく伝え，患者の理解度を確認しながら丁寧な説明が必要であること❻を医師に伝えた．患者の診察に同席し患者の気がかりや心配事を確認しながら，バイクで走りたいという患者の希望が叶うよう，今できることとして治療の効果や副作用の対応などを丁寧に補足した．

事例解説A

　本事例についてはSPIKES（p13〜19）に当てはめて事例解説を行う.

　まず，看護師は下線❶でステップ1（setting and listening skills）の面接に適した場の設定を行った.

　本事例は，病名と予後があと1年程度であるとの告知によって衝撃を受け［下線❸，ステップ2（perception）］，患者自身が自分にとって最善な選択をする力を低下させていた. 患者は，過去の体験に基づき化学療法は苦しい副作用があると理解し，予後告知により絶望的な人生を悲観して悲嘆の反応が強く生じていた. 正しい情報から，患者自身の希望する生き方を見出すことができず，死ぬことの恐怖に苦悩していた.

　このような状況で正常な判断ができる心理状態ではないと判断し，下線❷で患者のつらい感情に寄り添い，ステップ5（emotion）を実践した. その結果，具体的な患者の心配事を引き出すことができた. 患者は信念や価値などによって積極的治療を拒否しているわけではないことも理解できた.

　また，下線❹で現実に目を向けつつ希望を見出せるよう治療の意味について触れ，患者の希望や患者本来の生き方に目を向けていくことを促した. これはステップ4（knowledge）で実際の化学療法の目的と，患者のイメージしている化学療法のギャップを埋め，治療を心理的な拒否から，現実の取り組むべき課題として提示した.

　下線❺，❻では，ステップ3と4を医師の告知場面で取り入れるよう伝えた. 下線❺はステップ3（invitation）でどの程度の情報を望んでいるかを確認し，下線❻はステップ4で患者の状況に応じた正確な情報提供になるよう介入した.

　このようにSPIKESのステップは順を追って進むのではなく，時には戻ったり，飛ばしたりしながら進む. 患者や家族との面接で理論や技法を意識し過ぎると，患者の言葉や感情に集中できず，本来の看護である患者に寄り添うケアリングが損なわれる可能性があることに注意が必要である.

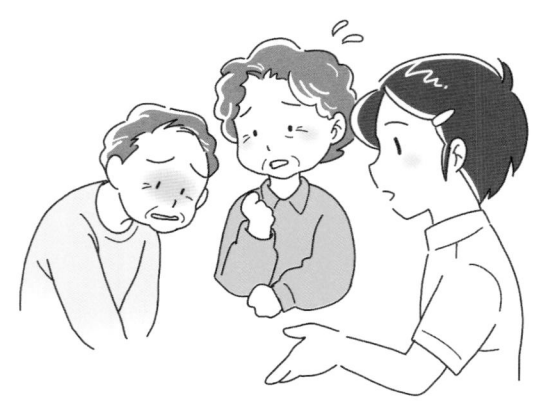

事例B　がんの診断告知の場面（根治可能と診断された場合）

患者B：38歳，女性．右乳房外側上部にしこりを感じ近医を受診した．超音波検査で右乳がんの疑いとなり専門病院を紹介受診，針生検で閉経前ホルモン受容体陽性HER2陰性乳がんと診断された．明らかな腋窩リンパ節腫大や乳管内進展はなかった．

　医師からの説明は，右乳房外側上部に26 mm×12 mm×18 mmの腫瘍があること，乳房温存手術も可能であることが説明された．しかし，乳房のボリュームから術後の変形の可能性があることと，術後の病理検査で断端陽性の場合は追加切除が必要でることも説明された．乳房温存の場合は術後に放射線治療が必要であり，乳房切除と乳房部分切除＋放射線治療の生存率が同じであることも説明された．また乳房切除の場合は，乳房再建が保険適用であることも説明された．

　患者Bは，独身で日系航空会社の国内線フライトアテンダントとして勤務している．現在43歳の航空パイロットと同棲中で入籍も検討している．乳房のしこりを自覚してから，乳がんではないかと不安になり，仕事もままならない状況となったので休職していた．患者Bの母親も乳がんですでに他界している．きょうだいはなく，父親とは年に2度ほどの帰省時しか会話はなかった．パートナーの男性は，仕事の調整を行い診断時の診察に同席していた．医師からの説明を聞いた患者Bは診察室で泣き崩れた．医師は1週間後の診察予約をして，まずは乳房切除か部分切除かの選択を行うように勧めた．

　看護師は，この状況で患者Bだけで自らの治療を選択することは困難と判断し，3日後に看護師との面接を行うこととした．

　面接は午後の外来休診時間に設定し❶．パートナーが面接当日に帰宅して患者Bと話し合える日程を調整した．

（会話：患者Bと面接場面）

看護師 本日も担当させていただきます看護師の○○です．医師の診察から2日経ちました．お気持ちの変化や考えをお聴かせいただけますか．

患者B （しばらく沈黙：面接当日は多少やつれた印象ではあるが，普段どおりに身なりを整え落ち着いた様子）どうしたらよいのか……．彼と入籍して子どもをと考えていたんです．結婚して退職もと考えていたので，仕事が楽しくて延ばし延ばしにしていたらこんなことになってしまって．もう……，子どもは無理ですね．だとしたら結婚も諦めないと……．彼には自分じゃないほうがよいですよね．

看護師 そうですか……，ご自分の病気のことだけでなく，いろいろなことを考えていらっしゃったのですね．しかも自分のことよりお相手のことを考えて，つらい選択もしなければいけないと思っているのですね．おつらかったでしょうね．

患者B 私は母と同じ運命でしょうか．どうしたら……（泣き崩れる）．

看護師 Bさん，まずは現実を正しく認識しましょう．Bさんの乳がんはがんではありますが早期に発見され，完治ができる病状です．医師も完治を目指しています．治療成績もよいです．お母様と同じと不安になる気持ちは十分に理解できますが，

悲しんでいるだけでは次に進めません．まずは手術で病巣を取り除くかどうかです❷．部分的か乳房切除か，乳房切除の場合は乳房再建を視野に入れての選択になるでしょう．手術の後はホルモン治療が待っています．お子さんのことは医師に相談してみましょう．

患者B （大声で5分程度泣いている）　そうですね．そうですよね．彼にもまずはがんを治療しようといわれているんです．手術ですよね．

看護師 そうです．結婚を控えて，今後，子どもを希望していることは私からも医師に伝えます．先のことは考える時間がまだあります．パートナーの方との関係についても早急に答えがでることでもなさそうです．今は目の前の治療のことを考えて，一つひとつ問題を解決していきましょう．

患者B わかりました．やはりおっぱいを全部とってしまうことには抵抗があります．部分切除だとどの程度の傷になりますか．

看護師 （具体的に部分切除の手術創が描かれた図を提示し）　脇の下から切開して……

事例解説B

　本事例は，母を乳がんで亡くした未婚女性の乳がん事例である．過去の体験から，「乳がん＝死」を連想し，仕事，結婚，挙児と患者自身が思い描いていた理想の未来像が，すべて実現不可能のように思え，自身の存在価値を脅かされる危機的な状況であったと推察された．しかし，1週間という短い時間での選択を余儀なくされ，告知時の悲嘆の様子から意思決定には適切な情報を提供できる医療者からのサポートを要すると考えられた．経験知が浅く自信がない看護師は，認定看護師や専門看護師などの専門性の高い看護師や，管理者やプリセプターなどの力を借りて，多種多様な不安を抱えた患者が現実の問題に向き合い，優先順位をつけて問題を解決できるように支援する必要がある．

　本事例もSPIKESに当てはめて考察すると，下線❶では，SPIKESのステップ1の場の設定を行うことを心がけた．看護師自身も十分な時間を確保し，患者がプライベートな内容を話しやすいように場を設定することが重要である．本事例のような場合，時間をかけてセカンドオピニオンなどを勧めることもあるが，下線❷でSPIKESのステップ2と4のギャップを認識し，ギャップを埋めることが必要と判断した．患者は治療方法に疑問を抱いている段階ではなく，考えや気持ちの整理ができず，悲嘆の感情にとらわれている状況と考えられたので，乳がんの治療をどうしていくのかという目の前の問題に集中することができれば，患者自身が考え，判断できる力をもっていると患者を信じて，あえて現実の問題と向き合うことを勧めた．完治が期待できる場合は，悲嘆の感情に寄り添いながら，現実の問題に向き合うことを同時に進めなければならない．患者が自らの力で立ち直り，意思決定できる力があることを信じて，その力を後押しするような介入が必要である．

　SPIKESのステップはすべてのステップを順番に進めることが重要なのではなく，プロトコルを理解して必要なスキルを選んで部分的に使用する活用も可能である．

患者の希望の活かし方

　がんの診断時，患者の希望を確認するためには，高いコミュニケーションスキルが必要となる．がんの診断によって危機的状況に陥っている患者・家族が，現実を受け入れつつ治療や療養生活について意思決定するためには，患者の知識や準備状態を判断しつつ，適切な量の正しい情報を提供し，患者・家族の感情に寄り添い，悲しみに共感できる態度などが医療者から提供されることが重要である．高いコミュニケーションスキルとケアリングが看護師に求められる．医師の病状説明に先立って，患者の準備状態を確認し，医師の提供した情報を補足し，ともに患者にとっての最善を決定する過程で，看護師は重要な役割を担っている．

　診断時は，今後の治療を控え，意思決定までの時間に余裕がないこともしばしばある．ケアにかかわる医療スタッフにどのような介入をしているのか，患者が意思決定するまでの葛藤や苦悩，決定までに至った患者の希望する生き方などを含めて周知して，ケアに活かすことが重要である．医療スタッフであれば誰もが参照することのできる看護記録に残すことや，カンファレンスの場面などで伝えるなどの工夫も重要となる．複数の看護単位や異なる看護師がケアに携わった場合でも，意思決定の内容をサマリー化して残し，継続したケアが提供できるよう工夫する．患者の経過を俯瞰して，当初期待した望ましい姿に向かっているか繰り返し評価することも重要である．

　また，看護師や医療者が，患者が希望している未来に近づくようどのようなケアをしているのか家族に説明することも必要となる．家族にも患者の希望を叶えるために役割を担っている実感をもってもらうために，家族ができるケアについても伝えていくことが求められる．

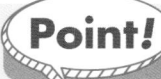
Point! 診断期のACPに役立つとっさの会話例

　診断時の意思決定を支援する局面で，看護師が何気ない会話の中から患者の意思決定を支援することができる．
Ⓐ今日の医師の説明を聞いてどのような気持ちになりましたか．
Ⓑ医師の説明はよいことばかりではありませんでしたが気持ちはつらいですか．
Ⓒつらそうな(悩んでいるような)ご様子ですが私に話していただけますか．
Ⓓ今後のことについて一緒に考えていきたいのですがよろしいですか．
　このように，衝撃を受けた患者の気持ちを確認することで，感情に寄り添うことが可能となる．感情を共有することで，患者との信頼関係を築くことができれば，具体的な今後の生き方を患者とともに考える機会ができる．そのタイミングを逃さず，ACPを行うことが重要である．

> 経過別アドバンス・ケア・プランニング

Ⅱ 積極的治療期

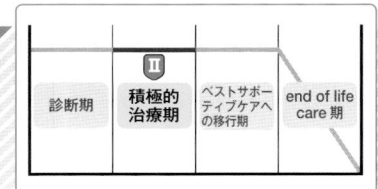

概説

a. 目の前にいる患者の病期と見分け方・基準

　積極的治療においても，目的が治癒（術前や術後の補助療法などを含む）なのか，延命もしくは症状緩和なのか，看護師は治療の目的を正しく理解していることが重要である．医師が何を治療効果の判定としているのかを把握し，目的病変の縮小や腫瘍マーカーの数値変化，自覚症状の変化を観察しながら，治療の効果および副作用についても正確な情報を収集し医師に提供する．

　多くの積極的治療が外来で提供されているので，短い外来診察時間で医師はX線所見や血液データに集中しがちであるが，看護師は患者の全身を観察し，治療が患者の身体や生活にどのように影響しているかを判断する．

　積極的治療を受けている時期に，完治を目指して治療している場合でも，特に困った自覚症状がなければ，患者は苦痛を伴う治療に意味を見出せず治療を希望しなかったり，治療の中止を希望したりする場合がある．患者の年齢や生活状況から，術後の補助化学療法を希望しない事例にたびたび遭遇する．どのような事例でも，患者・家族に治療を受ける，受けないの選択肢があることを念頭において説明し，メリットやリスクを考慮しながら患者の生活に焦点を当てて意思決定を支援する．

b. 分かれ道と選択肢（図5）

　完治を目的とした積極的治療は，治療を完遂することが重要である．そのためには治療による苦痛を軽減し，治療を生活に取り入れながら過ごすことを支えることが重要である．患者が耐えうる治療でなければ当初の目的を見失い，治療を中断してしまう確率が高まる．苦痛の感じ方は人それぞれで，医療者がそれほどでもないと予測した症状が，患者にとっては耐えがたい症状となることもある．治療中から緩和ケアチームに介入してもらうなど，患者の苦痛に敏感であることが重要である．患者によっては症状を医療者にうまく伝えられない，もしくはいいたくないということもある．詳細な生活の状況を聞き取り，日常生活が過ごせているかを確認する．

　症状緩和や延命を目的とした治療は，治療に苦痛が伴うと，何のための治療なのか本来の目的を見失うことがある．症状を緩和するための治療によって日常生活に大きな支障が出て，治療を受けるために生きるような生活では本末転倒である．治療の副作用と効果を比較しながら，できるだけ副作用を緩和できるよう治療スケジュールなども医師と相談しながら，患者が日常生活を過ごせるように配慮する．症状緩和を行っても，治療効果より副作用が上回る場合は，積極的治療中止を視野に入れなければならない．

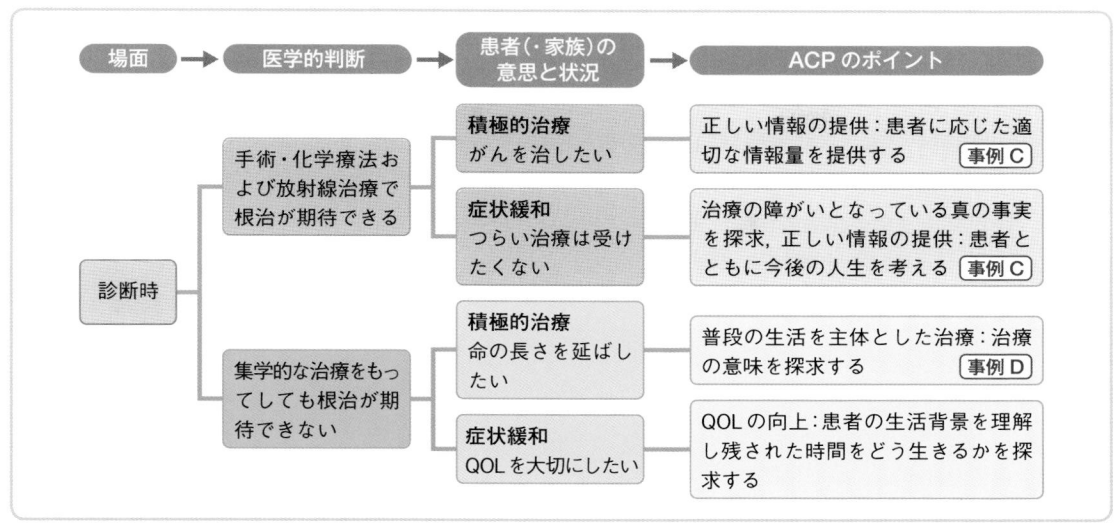

図5● 分かれ道と選択肢チャート(積極的治療期)
積極的治療期における選択肢チャートは診断期と同様となる.
事例Cは患者と家族で意向が異なったため調整を要した事例である.

c. 積極的治療期のACPで重要なこと

　積極的治療の時期のACPで重要なことは，治療の目的やゴールを患者・家族に正確に理解してもらうことである．積極的治療を完遂することで，生存期間がどの程度延長し，完治できる確率はどの程度なのか，何をゴールとして，目指す状態がどのようなものなのか，明確に情報提供する必要がある．延命目的の治療を続けている患者の中には，治療を続けることでがんが治った，CTで写らないといわれたから治ったと理解していることがある．がん治療の進歩に伴い，再発・転移しても完治を期待できる場合もあるが，折に触れ現在の治療の目的やゴールを説明・確認することが重要である．病状の現実を正しく認知することと希望をもつこと，どちらも患者が生きることに欠かせない要因であることを看護師は理解する必要がある．

　そのうえで，治療を継続するのか中止するのか，差し控えて様子をみるのかなど，患者の年齢や生活の状況によって話し合っていくことが必要である.

問題の焦点と対応

　積極的治療の時期は，治療の目的によって治療が患者にもたらす意味が違う．しかしどのような目的であっても看護師が大切にすることは患者が日常生活を送っている生活者であるという視点である．患者が生きていくうえで大切にしていること，支えとなる家族との関係，社会的な役割などを理解して，積極的治療中の患者に寄り添うことが重要である．どのような治療であっても患者には苦痛が伴い，身体的にも心理的にも疲弊する．患者の意向も治療を受けた後に変化することもある．治療の目的を見失わず，患者の大切にしていることを尊重し，患者の意思決定を支援する.

事例C 積極的治療期の場面（完治が期待できる場合）

　患者C：75歳，女性．胃がん．胃痛や胸焼けを主訴に近医を受診し胃がんの診断を受けた．総合病院の受診を勧められ入院し検査を行った結果，早期胃がんの診断であった．患者・家族と話し合いの結果，手術療法を受けることとなった．術後の病理診断でⅡ期で術後補助化学療法の適応となった．胃切除術後にいったん退院し，2週間後に改めて消化器内科を受診し術後補助化学療法開始について話し合った．医師から内服抗がん剤治療が適応であること，治療を1年間行うことで再発を予防できる可能性が高まることが説明された．2～3週間以内に結論を出すように医師より促された．術後，食欲不振が長引き，食事摂取量低下もあって便秘となり，腹痛で救急外来を一度受診していた．

　診察中に患者は，今でも食欲がないこと，これ以上抗がん剤を飲んだら体力がますます低下してしまうのではないかと不安を医師に訴えていた．診察に同席していた娘からは，できる治療があるのに受けないという選択はしないでほしいという言葉が聞かれた．

　患者は40年前に乳がんを経験しており，その際も術後補助化学療法を勧められたが，血管アクセスの問題や，治療費，副作用などで治療を中断している経験があった．

（会話：医師の診察後，今後の治療に関する面接の場面）

患者C 私は前の時も治療しなくても40年も生きてこられた．だから今度も大丈夫だと思う．通院も大変だし，血圧でかかっている病院でみてもらいながら体力が回復するのを待ちたい．

娘 そんなこといわないで．せっかく先生が勧めてくれた治療があるんだから，受けてみようよ．つらかったらやめてもよいし……．

患者C そうかな……．

看護師 （術後補助化学療法の目的，再発予防の確立など医師の説明を繰り返し，わかりやすく補足した）

Cさんは過去の治療経験から，自分の健康に自信があるのですね．補助化学療法を受けなくても大丈夫だとお考えなんですね．

患者C そうなの．それに今は食欲もなくて，とっても抗がん剤の治療に耐えられる気がしないの．

娘 そんな……．前が大丈夫だからって今回も大丈夫だなんて限らないよ．先生も勧めてくれたし，治療してみようよ．

患者C うーん．こんなふらふらの状態で抗がん剤は大丈夫なのかしら．

看護師 もちろん副作用は慎重にみながら，酷いようなら薬の減量や投薬間隔を延ばしたりして調整することができます．娘さんはCさんに少しでも長く生きていてほしいのですね❶．

娘 はい．一緒に住んではいませんが，今回の胃がんも私がいってやっと受診したんです．せっかく早期で手術もできたので，治ってほしいです．

看護師 そうでしたか，娘さんが体調のわるいCさんをみて受診を勧めたのですね．親孝

行な娘さんですね.

患者C はい. そうなんですよ. 私は夫と息子と住んでいて, 家事なども私がやっていますが, 最近は年をとって娘が手伝ってくれないとダメになりました. ご飯の支度なんかがあるから, 元気でいないとダメなんだけどね.

看護師 現在, 胃がんの手術で病気の部分は切除することができました. さらに治る確率をあげるために医師は追加の治療を勧めています. もちろん治療をする患者さんも, しない患者さんもいます. どちらを選ぶかは患者さんやご家族の考え方次第です. 娘さんがおっしゃるように, つらければ途中で中止もできます. Cさんは手術で体力が落ちている時にさらに治療を受けることの不安があることは十分理解できます. その一方で, 娘さんのお母様に長生きしてほしいというお気持ちも理解できます. 伺うとご主人と息子さんもいらっしゃるようなので, ご家族で話し合われることをお勧めします❷. 次回受診までに決めていただきたいですが, 決められない, もっと情報がほしいなどのご希望があれば, 受診予約の前でもご連絡ください.

(会話：数日後, 患者から電話があった場面)

患者C 夫と息子は私の好きにしなさいというけれど, やはり娘が治療を受けてほしいというので, やってみようかと思います.

看護師 そうですか, 治療を受けてみようという気持ちになられたのですね. 娘さんは喜ばれたでしょうね. 娘さんのためにも頑張ろうと決められたのですね.

患者C そうなんです. 娘に押し切られてしまいましたけど……. 娘がこれほど心配してくれているとはね. もう年だし私はよいかななんて考えていたんだけれど…….

看護師 娘さんのためにも治療を受けようとしたことは, 娘さんに伝わっていますね❸. 治療を一緒に頑張りましょう. できるだけお力になれるよう心がけます. 治療の希望は医師に伝えておきます. ご心配なさっている副作用がおさえられるように治療を慎重に進めていきます.

患者C ありがとうございます. 娘が喜んでくれました. 治療を頑張りたいと思います.

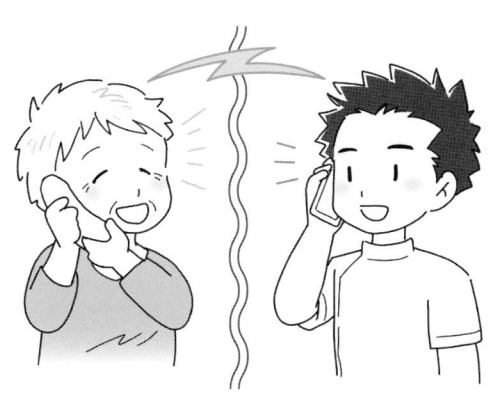

事例解説C

　本事例は胃がん術後補助化学療法を受けるかどうかの意思決定で患者と家族の意向が異なっていた．患者は過去の体験から術後補助化学療法にあまり価値を見出せないことや，術後の体力低下から治療を受けることが不安であった．娘は術後補助化学療法を受けることで，再発のリスクが減り，患者に長生きしてほしいという子どもとして当然の感情を抱いていた．医師は年齢的なこともあり，治療は受けても受けなくてもどちらでもよい，再発した時に治療するという対応でもよいと説明していた．患者も積極的に受けたくない気持ちがあり，受けないという結論に傾いていたが，娘の説得で治療を希望した．下線❶で患者や娘の感情を言い換えて表現し，SPIKESのステップ5の気持ちを理解しようと共感的な対応を行った．

　胃がんが早期発見できたことにも娘がかかわっていて，母親である患者Cの体調を気遣い，大切にしている様子が伝わってきた．一貫して娘は強く治療を勧めていたので，治療を受けると結論づけることが予測された．患者にとってこの治療の意味は，娘のために，心配してくれる娘がそれほどいうなら，という点にあった．たとえ治療が完遂できなくても，治療を受けると決断したことで，娘とは信頼や愛情が深まることが予測される．治療の意味は患者や家族によって異なる．看護師は，患者・家族がどのような結論を導き出しても，その決定を支えることが重要である．患者や家族の気持ちや考えを整理したり代弁したりすることで，患者・家族の力で意思決定できることが多い．

　また，下線❷ではSPIKESステップ6の情報の要約と今後の話し合うべき道筋を提供した．その結果，患者は娘の願いを叶えようと治療を受けるという意思決定をすることができた．下線❸ではSPIKESステップ5の娘の考えを尊重して患者の意思決定に共感的な対応をした．

事例D 積極的治療期の場面（延命目的の治療の場合）

患者D：53歳，男性．背部痛と食欲低下，体重減少で近医を受診した．膵がんが疑われ紹介先のがんセンターで膵がんⅣ期の診断が確定した．化学療法を勧められ，地元の病院での治療を希望し，治療導入のために入院した．

患者Dは，50歳の妻と26歳の長男，23歳の長女の4人家族である．長男は就職して遠方で生活し，長女は幼稚園の教諭で同居していた．患者Dは運送会社の経理を任され現在は病欠で，今回の入院後は職場に復帰する予定であった．妻は食品スーパーでパートをしているが，患者の病状によっては退職も考えているとのことであった．

患者Dは入院後改めて主治医から病状や今後の治療などについて説明を受けた．医師からは，膵がんのⅣ期で化学療法を行うが完治はできず，治療を受けても延命できる期間には限りがあり，2年を超えることはできないだろうと説明された．

看護師は，医師の説明に同席し説明後に面接を行った．

患者D そうかぁ．2年か……，悔しいなぁ．この先どうなるのか，他に治療はないのか，これで諦めないといけないか……．がんセンターでは，手術ができなくて抗がん剤治療をするといわれただけで具体的な話はなかったからさ．こんなにはっきりと現実的にいわれるとは……，さすがにね．でも治療を受けないというわけにはいかないから，治療を受けながら何か他の治療はないか探すかな．

妻 手術ができないって聞いた時から覚悟はしていましたが，こういうことなんですよね．でもパパ，パパのいうとおり，治療を受けながら他にできることはないか探そうね．

看護師 医師は具体的な時間の期限に言及されたので，驚かれつらい気持ちになりましたね．医師の説明は多くが一般化されたデータに基づくものですから，Dさんの未来予想ではありません．治療の目的が命の長さを延ばすことですから，<u>治療で得た時間をどのように過ごし，何を大切にして生きていくかということをこの機会に考えていただけないでしょうか❶</u>．治療のために生きているような生活にならないように，日常を取り戻しながら，治療とうまく付き合い，<u>笑顔で過ごせる日が増えてほしい，そうなるよう私たち医療者もDさんを支えていきたいと思います❷</u>．代替医療を考えながら，健康を増進させる生活を取り入れることを希望されるのであれば，応援しお役に立ちたいと思います．疑問なことがあればいつでも相談してください．

患者D ありがとう……．自分の人生に後悔はしていないつもり．人並みの幸せも感じてきたし，でももう少し何かできたんじゃないかとか，家族と過ごす時間がもっとあると思っていた．悔しい気持ちと，頑張りたい気持ちと入り交じっていて……，なんで自分がと思ってしまう．

妻 （泣いている）治療の様子をみて，旅行にでもいこうね．

患者D そうだね．今を大切にしないとね．

事例解説D

　延命目的の化学療法を受ける場合，受ける治療があることそのものが生きる希望につながり，治療の目的を見失いがちになる．受ける治療がなくなることで，生きる希望を失わないように，生き長らえた時間をどのように生き抜くのか，患者や家族が考えられるような機会をもつことが重要である．その結果，代替医療を取り入れたり，旅行を計画したり，何もせず淡々と日常を重ねることもありうる．その患者の決定を尊重しながら，患者の抱える苦悩や問題が複雑にならないように問題を整理し，患者を擁護し応援し続ける看護を提供することが必要になる．

　本事例は，治療があくまでも延命であるという現実に向き合い，苦悩し，何か患者自身でできることはないのかと他の治療を模索していた．看護師は患者の生活を大切にするという視点で，日常生活そのものが重要であることや，治療中心になりがちな患者の思考を生活に向けてもらうための介入を行った（下線❶）．看護師が，どんな時も患者を支えたい，患者とともにありたいという真摯な気持ちを表現することも，時には必要になる（下線❷）．

　患者・家族にとって，看護師が理解者であることを繰り返し伝えていくことがACPにつながる．そして，今後の治療・療養の伴走者として，ともに考える存在であることがケアリングになる．

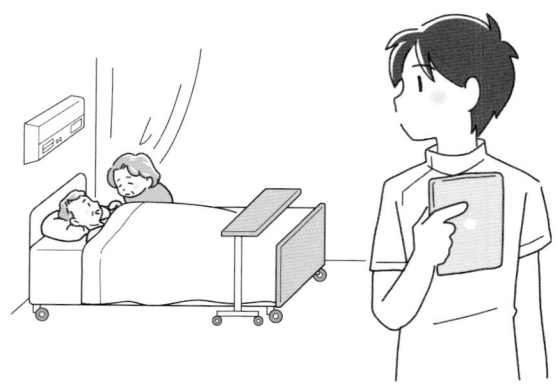

 **患者の希望の活かし方**

　積極的治療の時期は，治療目的は医療者が提示する．その一方で患者・家族は治療にその人なりの意味を見出す．延命目的のための治療をなぜ行うのか，延命することで患者にとって可能となることは何か，患者なりの価値観で意味を見出す．その価値を尊重し，寄り添うことが看護師の役割である．治療効果と患者が期待している未来に大きな齟齬が生じないように見守ることも必要で，時には価値の転換を余儀なくされる場合もある．

　看護師はいつでも，患者・家族にとって小さな希望であったとしても，患者・家族が未来に希望を見出せるような介入を心がける．

Point! 積極的治療期のACPに役立つとっさの会話例

　看護師は，積極的治療を受けている患者のモチベーションが維持できるように患者の希望を支える介入ができるとよい．患者にとっての治療の意味を再確認できるようかかわる．

Ⓐ治療を始める前にお孫さんの面倒がみたいとおっしゃっていましたが，お孫さんと楽しい時間を過ごせていますか．

Ⓑつらい症状はありませんか．治療を受けることで日常生活が制限されてしまうことが気持ちを落ち込ませていませんか．

Ⓒ治療は順調ですね．検査の結果もよかったので，私もとても嬉しいです．

Ⓓ治療が負担になっているようにお見受けします．医師に今後の治療について相談してみませんか．

　Ⓓの場合，副作用がつらいと表現することで，治療を打ち切られるのではないかと不安に感じている患者もいるので，配慮が必要である．

経過別アドバンス・ケア・プランニング
Ⅲ ベストサポーティブケアへの移行期

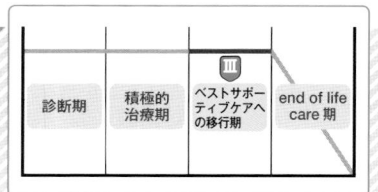

概説

a. 目の前にいる患者の病期と見分け方・基準

　診断時からがんの進行，年齢や既往などさまざまな理由でベストサポーティブケアを受けることもあるが，ここでは積極的治療を受けていた場合のその後のACPについて述べる．

　この時期は，積極的治療の効果が減弱し，積極的治療の副作用が患者の日常生活に影響し，食欲の低下や体力の低下を患者が自覚し始める．また，積極的治療による副作用なのか，がんの進行に伴う症状なのか区別が難しくなる．どちらにしても医師から積極的治療を中止することも選択肢として提示される時期である．血液のデータ上は低栄養が進み，貧血や筋喪失などが目立つようになり，体重も減少する．しかし，日常生活の動作は自立している時期である．

　患者によっては自らこれ以上の積極的治療を希望せず，体力の残っている段階で好きなことをしたり，身辺整理をしたりする時間がほしいと積極的治療中止を希望することもある．しかし多くの患者は，がんの診断や再発の告知時などと同様，大きな衝撃を受ける．また，緩和ケアを勧められると，見放された，もう終わりだと死を強く認識したり，希望を失ったりする．

b. 分かれ道と選択肢（図6）

　積極的治療を中止して緩和ケアを中心とした療養を選択する患者もいれば，継続できる積極的治療はないかといろいろな情報を収集したり，代替医療を選択したりする患者もいる．どのような結論に至っても看護師は患者の擁護者であり続けることが重要である．

　この時期のACPでは，患者が自身の希望の本質を見失うことなく，患者らしい選択ができるように看護師はかかわる必要がある．生き長らえることに意味を見出すと最終的には患者の希望は叶わなかったということになるが，結果ではなくその過程が患者にとって重要であり，

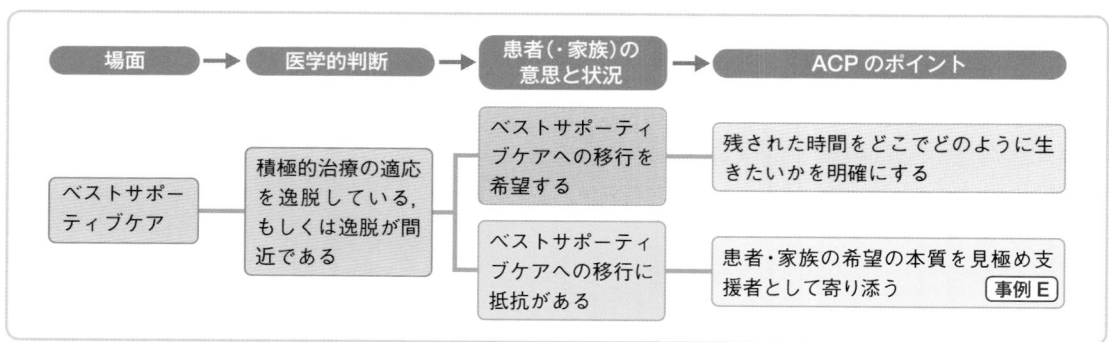

図6● 分かれ道と選択肢チャート（ベストサポーティブケアへの移行期）
本項の事例Fは例外的な（厳密にはベストサポーティブケアでない）事例のため，選択肢には該当しない.

どのような選択をしても看護師がその選択を尊重し続ける存在であることが看護師に求められる役割である．患者のライフレビューに寄り添いながら，患者の選択が，患者らしいものであるか，患者の希望の本質を叶えるものであるかを患者および家族と一緒に考え，悩み，意思決定を支援する．

コラム②　わたしはこうしている──ベストサポーティブケアへの移行

筆者は，がん看護専門看護師として各治療科の主治医より依頼を受けて，ベストサポーティブケアに移行する際に緩和ケアを紹介することがある．多くの患者がそれまでの主治医に見放されたと感じ，もう自分は死ぬのだと大きな悲嘆を抱えて筆者との面接日を迎える．その際に予後を聞いている場合もあり，自分の残された時間に限りがあること，自分が思い描いていた未来を実現するにはあまりにも時間が短いことに衝撃を受けている患者も多い．

面接では，まず患者が緩和ケアを紹介されたことをどのように受け止めているのか，積極的治療中止を選択肢として提示され，どのような気持ちなのかを確認している．言葉で直接尋ねることもあるし，患者の語りの中から理解できることもある．

患者の気持ちを知りたい，つらさを少しでも分かち合いたいと必死に患者の話を聞いていると，患者のつらさが伝わる瞬間がある．その時は，患者や家族とともに悲しみ，緩和ケアを紹介する役割は保留し，面接を数回に分けることもある．逆に，患者のつらさに触れさせてもらえないほど深く悲嘆の感情を抱いたままの場合もある．この場合も面接を数回に分けたり，患者が緩和ケアを受けたいと思うまで面接を延期したりすることがある．筆者では力不足と感じた場合は緩和ケア医に協力を求めることもある．積極的治療について継続を希望する気持ちが強い場合に，がん化学療法看護認定看護師や，乳がん看護認定看護師に面接を依頼することもある．

多職種で患者を支える準備があること，患者の希望を支えたいと考えていることを患者に伝え続けることが，患者の意思決定を支援するACPとなると考えている．

---

c. ベストサポーティブケアへの移行期のACPで重要なこと

積極的治療を継続することは，患者の生き長らえたいという希望を支える重要な要因である．ベストサポーティブケアへの移行期には，患者は積極的治療という生き長らえたい患者の希望を支える手段を喪失する体験に脅かされる．生き長らえるという希望に価値を見出し積極的治療を継続してきた患者は，希望を失ったように感じていることが多い．そのような状況にあっても，患者自身の力でがんと共存し残された時間を生きて生活していかなければならない．生き長らえることに価値をおいていた積極的治療中心の生活から，生きて普段の生活を過ごす中で新たな希望を見出し価値の転換を図ることができれば，患者は残された期間に生きる力を得ることができる．患者の力を信じて，希望を見失いつつある患者に寄り添い，患者自らが新たな希望を見出すことをサポートすることが重要である．

問題の焦点と対応

　ベストサポーティブケアへの移行期は，患者は残された時間をどのように過ごすかという重要な意思決定をすることになる．また，身体的にもつらい症状が出現していたり，治療の副作用によって体力が低下していたり，多くの苦痛を感じている．身体的苦痛が強い状況では，今後の生き方を選択するような重要な意思決定をすることが困難になる．身体的な安楽をできるだけ保持したうえでACPを行うことが重要である．

事例E　積極的治療の継続を強く希望する場合

　患者E：61歳，女性．直腸がん．約1年前から，リウマチで通院している医院で貧血を指摘され経過観察となっていた．6ヵ月前に便鮮血陽性となり，腹痛も出現した．CTで大腸がんおよび肝転移と診断され，地元の総合病院を紹介されたが，息子の住む東京での治療を希望し東京で精査・加療の予定であった．東京でがん治療専門病院を受診したが，腸閉塞のリスクが高く，転移もあるので治療は長期に及ぶことが予測され地元の病院での治療を勧められ，地元に戻った当日に腹痛と下血で地元の総合病院に救急搬送された．CTで肝転移および肺転移とS状結腸の肥厚が著明で穿孔していることが判明した．同日に緊急手術となった．術中診断は，直腸がんpT4aN1bM1b，肝転移，肺転移，腹腔内膿瘍でハルトマン手術が施行された．術後は化学療法を受けていたが，出血や化学療法によるつらい症状が出現し，患者の希望で一時化学療法を中止している期間に肝転移，肺転移が悪化した．新規レジメンでの治療を再開したが，大量の胸水貯留や腹水の貯留などがあり，自宅での生活がままならなくなり緊急入院に至った．その後，主治医から今後は抗がん剤の治療が難しいことが患者および家族に説明され，緩和ケアを勧められた．

　患者Eは，罹患前はエステサロンを経営し，美容の講師として全国で公演を行うなど多趣味で仕事も生きがいであった．手術後に仕事は廃業した．夫と二人暮らし．夫は建築士で比較的患者の都合に合わせて仕事を調整できるよう介護の時間をつくっていた．子どもは独身の息子が一人おり，母親が入院した時点で介護休暇を取得し地元に帰省した．患者のきょうだいはなく，両親もすでに他界していた．

　主治医より患者の緩和ケアについての知識が不足しているので，看護師から緩和ケアを説明するよう依頼があった．看護師が患者と夫，息子と面接した．

　看護師は，家族の都合を確認して面接の日程を設定し，患者Eの体調のよい時間を選び，体動により胸水貯留で呼吸困難が生じる患者の体調を考慮し，患者の病室（個室）で面接を行うこととした．

（会話：面接の場面）

看護師　本日，担当する看護師の○○です．今日はご家族の皆様にもお集まりいただきありがとうございます．主治医から緩和ケアについて説明するよう依頼を受けました．まずは，緩和ケアと聞いてどのように感じましたか．

患者E 緩和ケアって死ぬ人がいくイメージ．皆あそこにいったら死ぬっていってますよ．私はまだ諦めていないんです．免疫療法っていうんですか，あの自分の血液を抜いて，免疫を増やして血液を戻す治療を受けようと思っています．

看護師 そうでしたか．次の治療を検討されているのですね．その治療は市内では行っていませんが，どちらで受けられるのでしょうか．

患者E ○○市（患者の居住地から車で3時間程度）でと思っています．

看護師 ご家族の皆様も同じように考えていらっしゃいますか．

夫 うーん．今の状況だといけないかなと思います．退院しなければならないし，車での移動も難しそうですよね．

息子 受けてほしいとは思っています．

看護師 ご主人は動くとつらい症状があるので，長距離の移動が難しいから治療を受けることができないかもと心配されているのですね．

夫 そうですね．

看護師 わかりました．皆さんのお気持ちを伺って，やはり緩和ケアを受けて体調を整え，希望される治療を受けられることがよいように思います❶．先ほど，緩和ケアは死ぬ人がいくところと考えているとのことでしたが，本来はつらい症状を緩和するところが緩和ケアです．今のまま，治療を主体とする科で入院していても十分な症状緩和はできない可能性があります．症状緩和を得意とする緩和ケアで，退院と次の治療を受けることを目標として，症状緩和をしてみませんか．大丈夫です．今よりも必ず症状は軽くなります．必ず退院できます❷．緩和ケアはEさんの希望を支えることを大切にしています．一緒に希望を叶えるお手伝いをさせていただけませんか❸．

患者E 本当に？　看護師さんが大丈夫といってくれると，なんだかできそうな気がする．ちょっと嬉しいわ．

息子 緩和ケアでは退院する患者さんも多いんですか．

看護師 はい．当院の緩和ケアは症状が緩和されるなどして自宅退院される患者さんが4割近く……

（緩和ケアの説明と今後の見通しなどについて説明）

患者E 移ってみようかな．

夫 そうだな．

この後，緩和ケア医による診察が行われ，今後の緩和ケアでの治療などについて再度説明され転科となった．

事例解説E

　面接を担当した看護師は，事前に患者のCT所見や血液データなどを確認し，治療科で症状緩和として行われている治療内容についても情報収集していた．胸水や腹水などの貯留はあるものの，痛みはオピオイド貼付剤で緩和されていた．胸水は治療科でドレナージされ，点滴は中心静脈(CV)ポートから総量2,500 mL投薬している状況であった．

　あらかじめ，緩和ケア医に相談し治療内容を検討した結果，緩和ケアで在宅療養に移行できる期間として必要な数ヵ月の予後は見込めると判断していた．

　患者は緩和ケアに対する認識が歪んでいる状況であったが，患者の考えを修正することよりも，下線❶のように緩和ケアでできることを提案するほうがよいと判断し，下線❸のように患者の希望を一緒に叶えるパートナーであることを伝えた．

　また，下線❷では根拠のない励ましのように感じる言葉をかけているが，あらかじめ緩和ケア医と治療内容を検討し，患者に希望を提示できるよう準備するようにした．たとえ希望が実現できなかったとしても，なんとか叶えようと挑む姿勢を持ち続けることが重要であると考えている．実現可能な希望を考えつつ，少し目標の高い希望を抱きつつ諦めないという患者に寄り添うことが必要となる．患者が希望を持ち続けることも意思決定に大きく影響する．

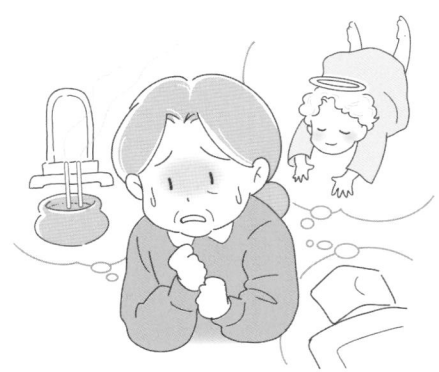

事例F　今後の治療や療養に迷いがある場合

　　患者F：59歳，女性．肺がん（扁平上皮がん）．201X年4月，体動時の息切れを主訴に近医を受診した．胸部単純X線像で右上肺野に気管支狭窄を伴う腫瘤が確認され，総合病院を紹介受診した．

　　総合病院でCTの所見から，患者と夫に，腫瘤がかなり大きく血管を巻き込んでいること，肺気腫があり手術が難しく，経気管支肺生検で診断を確定し治療は化学療法になることなどが説明された．経気管支肺生検も出血のリスクが高く，危険が伴うこと，2週間程度で右肺は気管支狭窄により無気肺になることも予測されること，明らかな他臓器への転移は確認できていないが治療をしなければ予後は数ヵ月であることも説明された．

　　患者は両親を肺がんで亡くしていて，抗がん剤で苦しんだ様子を覚えていた．また経気管支肺生検の出血リスクを聞き，強い恐怖心を抱いた．まずは痰の検査をして結果を待つこととなった．喀痰細胞診で扁平上皮がんの診断となり，再度，化学療法について医師から確認されたが，患者は化学療法を希望せず，夫も近所にも抗がん剤でつらい思いをしている人がいると積極的治療を希望しなかった．積極的治療を受けないのであれば，早急に緩和ケアとつないだほうがよいという医師の判断で，緩和ケアでの療養を勧められ看護師と面接することとなった．

　　看護師は患者・家族の都合を確認し日程を決定した．面接は外来の診察室で行うこととして，患者と夫に来院をお願いした．

（会話：面接の場面）

看護師　今日はお越しいただきありがとうございます．内科の医師から緩和ケアを勧めたと聞きましたが，抗がん剤の治療を選択しなかった理由を教えていただけますか．

患者F　抗がん剤をして寝たきりになるのは嫌です．今は家事もできているし，症状がつらくなったら病院にくればよいから．治ることはないと聞いているし，抗がん剤で両親も苦しんだんです．

夫　本人が希望しないし，実際，抗がん剤で苦しむ人をみているからね．勧める気持ちになれません．

患者F　私の親は抗がん剤で寝たきりになって，誰が誰かもわからず死んでいったんです．あんなふうになるのは絶対に嫌です．

看護師　そうでしたか．大切な家族を肺がんで亡くされ，つらい治療をそばで支えていらっしゃったのですね．とてもおつらい体験でしたね．

患者F　そうなんです．私はつらい治療や痛みに苦しんで死ぬのは嫌です．

看護師　わかりました．つらくて苦しい体験が嫌だということですね．肺がんと診断されてから10日ですが，思い描いていた人生と違うことや，死や治療の恐怖など，この10日間はとても苦しかったですね．

患者F　はい．こんなことってあるんですね．

夫　とても受け入れられない感じです．

看護師 そうですね．こんなつらい状況から早く脱したいですね❶．

患者F ……．

看護師 医師から聞いていると思いますが，Fさんの治療の目的は延命です．延命を目的にする場合，治療のために延命するわけではないので，日常生活がままならないような治療では本末転倒です．治療で延命できた時間は，普段の生活ができるようでなければなりません．治療を専門にする医師は当然そのことを意識して治療にあたります．治療で寝たきりになるほどダメージが強ければ，治療の休薬期間を延ばしたり，治療薬を減量したりします．今は副作用に対する薬剤もとてもよいものが開発されています．治療で寝たきりになり，そのまま最期を迎えることはありません．医師が勧めた免疫治療は，おそらくご両親の時にはなかった薬剤で，副作用も今までの抗がん剤とは違います．今の生活を続けられることを前提としても抗がん剤の治療を受けないことを選択しますか❷．

患者F そうなんですか……．治療ですから多少つらいことがあったとしても，普通の生活ができる程度であれば……．早く死にたいわけではないんです．寝たきりで訳もわからず死ぬのが嫌なんです．

夫 自分としてはできることはしてやりたいというのが本心です．本人が治療をしたいのであれば，それは治療を受けさせたいです．

看護師 今の生活を維持できるのであれば，治療を受けたいという気持ちがあるのですね．では治療の効果に期待してみましょう．緩和ケアはいつでも受けられます．治療がつらい場合も，相談できます．抗がん剤の治療をやりきってからでも，緩和ケアを開始するのに遅すぎることはありません．いつきていただいても，いつ相談していただいてもよいのです．治療を少しでも受けてみたいと思うのであれば，抗がん剤治療を受けることをお勧めします．

　この後，患者は化学療法を受けて4年が経過し，progressive disease（PD）判定，すなわち，がんが進行したという判定となり緩和ケアに転科した．最期は肺膿瘍が破裂し，吐血して救急搬送され入院当日に死亡した．当日まで家族と外食を楽しみ，ペットの散歩をするなどして過ごしていた．

　死亡退院時，夫は，4年前に緩和ケアを受けようとした時，抗がん剤を勧めてくれたことで4年の時間を得て自宅を建て，ペットを飼うなどかけがえのない時間を過ごせたことに感謝の気持ちを述べていたと看護師に報告があった．

事例解説F

　本事例は，ベストサポーティブケアへの移行期というよりも，患者に正しい情報が提供されず，患者の希望の本質を医療者が誤認してベストサポーティブケアへの移行がなされようとしている状況であった．

　どのような時期においても，患者の意思決定が正しくサポートされないと患者の不利益につながることがある．そのために，看護師には患者の希望の本質を確認するコミュニケーションのスキルが必要である．

　下線❶で看護師は，患者が告知から2週間程度の時間しか与えられず，何とか苦しい状況から逃れようと，過去の体験や患者自身がもっている知識を活用して対処しようとしていること，その結果導き出された結論が，苦しいことから逃れたいということだけに捕らわれて，現実を正しく認識できていない状況であることを患者に気づかせようとした．患者の訴えはつらいことや苦しむことが嫌だといっていて，「治療＝つらい・苦しい」という思考を解いて，つらくない治療であれば受けたいと考えるかを下線❷で確認した．

　その結果，患者自身も，自分が何を希望しているのかを明確にすることができたのではないかと考える．

患者の希望の活かし方

　ベストサポーティブケアへの移行期は，患者や家族は治療という生き長らえる希望を喪失することで，深い絶望を感じている．そのような状況で，いかに患者の希望を見出し，どのような方法でその希望を実現していくのかの戦略を練り，実行するスキルが看護師に求められる．予後が限られた患者が自宅で過ごしたいと希望した場合，自分の地域でどのような在宅療養サービスが提供可能なのか，知識がなければ患者の希望を叶えることはできない．また絶望を感じている患者の小さな希望を見出していくことも，患者の生活や，過去の体験など患者の人となりに関心を寄せなければみえてこない．ACPに必要なスキルもケアリングにつながっており，看護師が行う看護そのものである．

　ベストサポーティブケアへの移行期は，しばしば医師と看護師の意見が食い違うことがある．積極的治療継続を勧める医師に，緩和ケアを勧める看護師という状況が多いように感じる．そのような状況でも，患者が希望していることは何か，その本質を見出すことが重要である．

　また，医師が，積極的治療継続が困難であるまたは，積極的治療適応なしと判断しても，患者および家族が積極的治療を希望する場合もある．そのような時も，なぜ積極的治療継続を希望するのか，積極的治療を継続した先にある患者の希望は何かを患者と話し合っていくことで，患者の希望の本質を見出していくことがACPとしての重要な支援となる．

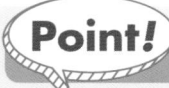

BSCへの移行期のACPに役立つとっさの会話例

　ベストサポーティブケア（BSC）への移行期にある患者は，治療を継続したい希望をもちつつも体力の限界を感じていることも多く，言葉では積極的治療を諦めないと表現しつつ，身体的には積極的治療の継続は無理かもしれないと感じ始めていることも多い．積極的治療中止を勧めるという立場ではなく，患者の気持ちに寄り添うことが重要である．また，患者の身体的苦痛緩和も重要となるため体調を気遣うことも必要である．

Ⓐ抗がん剤の治療継続が難しいと聞いて気持ちがつらくなっていませんか．よければ私にお話してくださいませんか．

Ⓑ医師からの説明を聞いてどのように感じましたか．また，説明後に睡眠はとれていますか．お食事は食べられていますか．

Ⓒ気持ちのつらさを相談できる方はいらっしゃいますか．専門のスタッフに気持ちを聞いてもらうことができます．希望されますか．

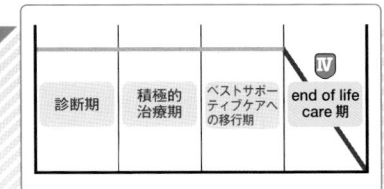

● 経過別アドバンス・ケア・プランニング

Ⅳ end of life care 期

概説

a. 目の前にいる患者の病期と見分け方・基準

　積極的治療を継続してきた場合でも，診断時に難治性がんと診断され積極的治療を受けてこなかった場合でも，予後ひと月が期待できない週単位の予後になった時期がend of life careの時期である．

　患者は食事摂取量が減り，悪液質が目立ち始め，倦怠感を訴えて臥床して過ごす時間が増える．しかし，排泄などの行為は自立していることが多い．血液データでも低栄養状態で貧血やアルブミンの低下，軽度の腎機能障害，炎症反応高値など，異常が目立ち始める．

　この時期までに最期の療養の場について家族と話し合い決定できる患者もいるが，身体症状の悪化を自覚しながらも最期のことについてはまだ具体的に考えたくないという状況であることが多い．また，家族も体力の低下や食欲不振に気づいているが，残された時間がひと月ないことを認識していない場合が多い．

　また，最期の時期が近くなると，Do Not Attempt Resuscitation（DNAR；心肺蘇生を行わないこと）や耐えがたい苦痛の緩和のための鎮静に関することなどを患者・家族と話し合う必要がある．DNARや鎮静は，その状況を患者・家族が認識できていない時期に確認していても，意向が変化したり，患者と家族，家族と医療者などで価値の対立が生じたり，何度も丁寧な話し合いが必要になる場合もある．

b. 分かれ道と選択肢（図7）

　最期の療養の場に関する意思決定は，大まかに，①診断や治療を受けていた病院，②ホスピ

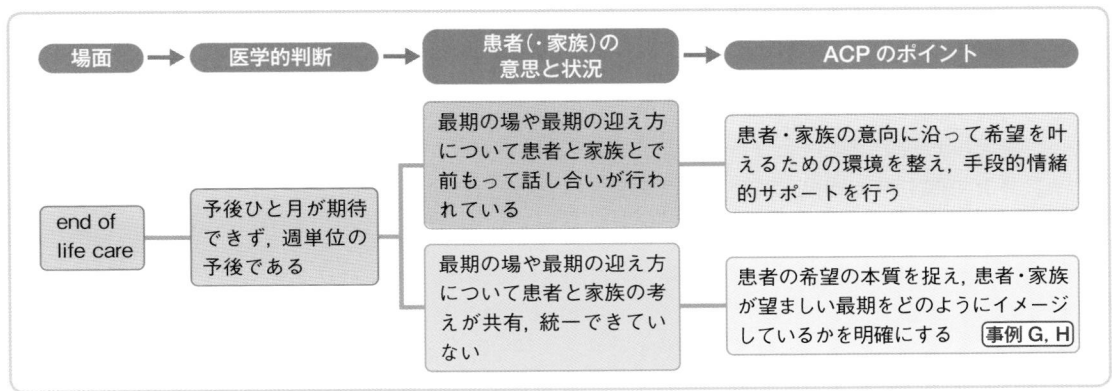

図7● **分かれ道と選択肢チャート**（end of life care期）

スや緩和ケア病棟，③自宅が選択肢となる．地域によってはホスピスや緩和ケア病棟の空きがなく待ち時間が長くなる場合や，在宅での看取りが困難なこともある．

患者や家族の中には緩和ケア病棟と聞くと，入院したら出られない，死ぬ場所だからいきたくないなどの反応をすることがある．緩和ケアについての正しい情報提供や，生きることを支える治療を行う診療科であり，患者の希望や意向が叶うように多職種がサポートすることができるという説明が行えるように，看護師や医療者も緩和ケアに関する知識をもつことが必要である．

在宅での療養を患者が希望しても，家族が介護負担を心配して入院を希望する場合がある．実際には予後2週間程度になると，手段的な介護は減少し，家族が予想するほど介護負担は増えない．自宅で過ごせるような症状マネジメントができる専門的な緩和ケアが在宅であっても提供でき，訪問看護師が身体のケアを行う状況であれば，どのような病状であっても在宅での看取りは可能である．この情報をどの時期に，どのような方法で家族に説明できるかが，患者の自宅で最期を迎えたいという希望を叶えることにつながるかの重要なポイントである．

end of life care期では，食欲の低下に伴い食べられるものも限られ，食事の支度という負担が軽減する．経口水分量が減少し，身体の浮腫が軽減して排尿回数も減少する．ほぼ床上での生活となり，自力での体動が困難になる．この時期より前に手段的な生活支援を行う訪問看護が導入され，在宅での療養環境を整えるケアマネジャーと医療者が連携できていれば，家族が手段的介護負担で疲労することはほとんどない．一方で，死が近づいている大切な家族（患者）を24時間そばでみている家族の心理的負担は増大する．以上のような情報を，家族に予後ひと月程度となった時期に説明できると，患者が在宅で最期を迎えたいという希望を叶えることが可能となることを多く体験した．この説明を行う際に，いつでもサポートできること，家族だけが困ることのないように必ず助けることを保証するなど，家族の不安を取り除き，看護師が家族とともに患者の最期の希望を叶えるためにサポートできることを説明し家族の情緒的な支援を伝えることも重要である．

またDNARや鎮静に関しても，患者の希望を叶え，苦痛を緩和するためにともにケアを行ってきた医療者と家族であるという信頼関係が構築できていれば，何が患者にとって最善か，患者は何を希望していたかに立ち戻って判断することが可能となり，適切な対応ができる．

コラム③ わたしはこうしている——外来と地域との緩和ケア導入体制構築に向けた試行錯誤

当院では緩和ケア病棟を立ち上げる前に，別々の病棟に3床の緩和ケア病床を開設し，緩和ケア外来で外来患者に対して緩和ケアの導入を開始した．治療科の医師よりベストサポーティブケアが主体となった患者を紹介してもらい，外来で疼痛マネジメントや症状マネジメントなどを行った．外来の開設時間内に疼痛増強や症状の変化が起きる頻度よりも，休日時間外に変化する患者が多く，その対応に外来担当看護師が24時間体制で患者をサポートしていた．しかし，外来患者が増えると外来担当看護師だけでの対応は困難となり，近隣の訪問看護師と連携して24時間体制で患者をサポートする必要性が生じた．外来通院中から訪問看護師と連携

し，外来担当看護師も訪問看護師と同行訪問を行い，ケアマネジャーとも顔のみえる連携を行うことができた．訪問看護師と患者・家族の信頼関係が構築され，症状が穏やかに経過している患者から，「死ぬために入院なんてしたくない．このまま家にいたい」と希望された．

　緩和ケア医師とも話し合い，在宅看取りを行う開業医も少ないこと，いつでも入院できると保証できること，今まで経過を見知った医師・看護師が対応できることなどから，当院が在宅看取りを行うことで対応することとなった．医師の往診体制，病院看護師が訪問看護師と連携して訪問をいつでも行うことができる体制など，訪問時の服装から，移動手段に至るまで実際の訪問を行いながら，病院幹部や所属長に許可を求める働きかけを行った．試行錯誤を繰り返し，緩和ケア医師がかわっても，現在まで在宅看取りを継続できている．当院の緩和ケア患者の4割近くは在宅看取りで，最期を緩和ケア病棟で迎える患者も入院期間は2週間程度と短く，在宅での療養期間を長く維持できている．緩和ケア外来患者のほぼすべての患者に訪問看護を導入し，訪問看護師からの相談は24時間外来担当看護師が受けているが，訪問看護師も緩和ケアや在宅看取りの経験を増やして，適切な対応や報告ができるようになり，時間外の相談は減少している．

c. end of life care期のACPで重要なこと

　多くの患者・家族が希望を見出しにくい状況で，死期が迫っていることを自覚している患者・家族にとって，end of life careの時期はbad newsが続くことが多い．その中で，患者・家族の希望や意思を確認していくためには，情緒的サポートが非常に重要である．ともに悲しむことや，苦悩に寄り添うこと，これらの情緒的サポートがなければ，患者・家族は，医師から最期はどのように過ごしたいかを質問されても絶句することが多い．看護師は，どの時期においてもケアリングの概念を実践に活かし，患者・家族に関心を寄せ続けることが重要である．信頼関係が構築できた医療者と患者・家族がともに何が最善かを検討し，信頼関係があってはじめて医療者が意思決定を支援させてもらえるようになるのだと考えられる．

問題の焦点と対応

　最期までをどのように過ごすか，最期をどこで迎えるかの重要な意思決定の時期である．患者・家族は，最初から希望は叶わないものと諦めているかもしれない．また家族は介護負担を心配し，急変時に対応できないことで患者を苦しめるのではないかと恐怖感がある場合もある．どのような選択肢があり，医療者に何ができて何ができないかを明確にしたうえで，患者・家族が心配していること，困っていること，恐ろしいと感じていることなどを明確にし，それにどのような対処をするのか伝えつつ，実現可能な最期の生き方，最期の迎え方を地域のリソースを活用しながら多職種でサポートすることが大切である．

事例G end of life careの場面（最期の療養場所についての選択①）

　患者G：52歳，男性．膵がん．2年前に肺炎に罹患したことでCT検査を行い，偶然にⅠ期で膵がんの診断となった．早期で発見されたことで手術によって完治ができると医師からも説明され手術を受けた．術後，半年でイレウスを起こし再発の診断となった．医療者への不信感などもありセカンドオピニオンを受け大学病院で化学療法が導入され，治療の継続のために診断・手術を受けた病院を再受診し化学療法を継続した．

　患者Gは銀行員で，妻と長女，次女の4人家族であった．長女は大学卒業後に就職で実家を離れ独立していた．次女は遠方の大学に進学したので自宅では夫婦二人の生活であった．妻は夫の治療や療養について自分の意見をいうことはほとんどなく，患者がほぼすべての意思決定を行っていた．医師からの病状説明時には妻も同席していたが，普段は患者一人で受診し治療を受けることが多かった．

　当初，効果があった化学療法も効果が乏しく，レジメンを変更した後も，腎機能低下や黄疸などの症状が出現し始め，強い腹痛や背部痛などの自覚症状も出現した．疼痛マネジメントが不良ということもあり，化学療法を受けながら緩和ケア科にも通院を開始した．痛みのマネジメントのみという状況であったので緩和ケアの導入もスムーズであった．しかし，腹水の出現や黄疸の悪化などから化学療法中止が提案されると，患者は怒りの感情を医療者に向けるようになり，セカンドオピニオンで受診した大学病院への受診を希望した．大学病院でも同じ治療方針であったため，患者はしぶしぶ緩和ケアを主体として，主治医を緩和ケア医とし，治療科は終診となった．

　緩和ケアの受診には，身体的な苦痛があったため必ず妻が同席した．その際も妻は多くを語らず，患者が医師に質問したり，薬剤の使用にこだわりを見せていたりする姿を見守っていた．患者の倦怠感が増強し，足元がふらつくなどの状況が出現したので，訪問看護を導入し，在宅療養のサポートを強化した．訪問看護を導入する際に，訪問看護に依頼したことや，夜間の相談のタイミングなどを妻に説明した．妻は，やっと自分の手元に夫が帰ってきたような感じがしていること，大学生の娘が介護に協力したいと帰省してくれることなどを笑顔で話し，「子どもが巣立って，家族のかたちがかわって寂しいような気がしていましたが，これでまた元に戻ったような，また家族で生活が始まるみたいな，不思議な感覚です．でも，今が幸せかもしれません❶」と語っていた．介護申請なども併せて行い，介護ベッドのレンタルなども開始した．当初，訪問看護や介護申請について患者は受け入れがたいのではと予測したが，患者自身の体のためになることや，心配事も多いので相談できる体制の導入などは積極的に受けたいと希望した．

　高濃度の医療用麻薬を使用していることもあり，経口での内服が不可能となった場合，在宅での疼痛マネジメントが困難になることが予測されたため，在宅看取りについては医療者から積極的に勧めることはしなかった．患者もまた，家族に迷惑をかけるので最期は入院でよいという発言が目立つようになった．

　自宅でベッドからの立ち上がりが困難になったと訪問看護師から報告があり，最期の療養の場について患者の希望を確認する最終の機会であると判断し，病院看護師が訪問して

患者の意向を確認した. 患者は当初のように, 「そろそろ入院するしかないのかな……」と発言した. 妻は患者の発言を聞いていたが, 「私は家にいてほしい. 今まで黙ってついてきたけど, ここで(自宅で)最期まで私が面倒をみたい. これは譲れない」と泣きながら語った. 患者は驚いたような表情をみせたが, ともに泣き妻がそのように考えていたことが嬉しい, 妻のいうとおりにすると在宅看取りを希望した. 現状で経口医療用麻薬の内服は可能であったが, 1～2週間程度で内服困難になることが予想された. 年齢も若く, 運動が好きであった患者は体力もあり, 嚥下機能が低下しても予後は週単位で残ることが考えられた.

　高濃度経口医療用麻薬を注射に置き換えることが在宅療養のまま可能であるか判断に迷ったため主治医に電話で相談した. 主治医から1週間程度でよいので入院して注射に置き換えると指示があったため, 患者と妻にその旨を説明して必ず在宅療養に戻すことを保証して, 翌日の入院を調整した. 入院中に妻と面接し, 妻が在宅看取りを希望した理由について確認した.

（会話：妻との面接場面）

看護師 予定どおり自宅退院できそうです. 私も安心しました. 退院できなくなる可能性も頭をよぎったのですが, 奥様の強い意思があったので, どのような状況になろうとも退院していただこうと考えていました. 在宅での最期を希望された理由は何だったのでしょうか.

妻 私は主人と結婚できてとても幸せでした. がんになり, こんな若さで死ななければならないのは, 本当に悔しいです. でも, それ以上に幸せにしてもらっていたんです. だからそばを離れず一緒に過ごす時間を大切にしたい. 病院に付き添ってとも考えましたが, 自宅のほうが私が無理なく過ごせることもあるし, 夫がこだわって建てた家ですから, ここで最期まで過ごさせたいと思ったのが理由です. 訪問看護師さんもきてくれているし, 往診もしてもらえるので, 自宅がよいです.

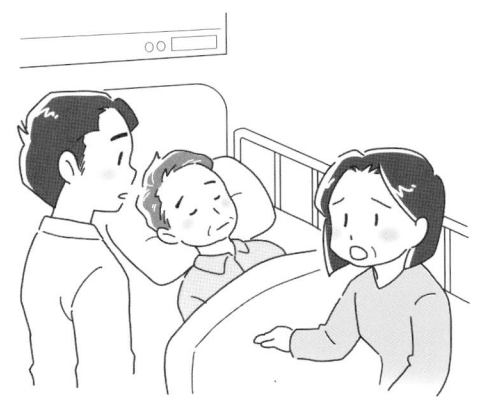

事例解説G

　本事例は，医療者が何か介入して意思決定を促す必要のない成熟した家族という基盤があって，患者・家族にとっての最善の選択を家族自身が意思決定できていた．医療者は環境を整え，いつでも支援できる準備をすることなどのサポートを行った．下線❶の妻の発言で，患者を支え，ともに生きようとしている妻の覚悟がわかったため，患者・家族がもっている本来の強みが引き出せるようにサポートを強化することに徹した．必要なサポートができるように見守り，過不足ない支援を提供できるようにすることが重要である．サポートする内容やタイミングを見極める判断力が看護師には必要である．

　病院看護師が自宅を訪問する際は必ず訪問看護師に同席を依頼している．また入院中の患者の経過や面接内容についても訪問看護師に報告し，訪問看護師が患者・家族を支える重要なチームメンバーであることを，患者・家族・訪問看護師に伝えている．看護サマリーや情報提供書では伝えきれない患者との生きたやり取りや，その場面を想起できるように訪問看護師に伝えることで，患者・家族と病院看護師と訪問看護師が同じ目標に向かって患者を支え，伴走する役割を担ってもらうことが可能となる．

事例H end of life careの場面（最期の療養場所についての選択②）

　患者H：72歳，男性．肺がん．201X年3月，嗄声を主訴に近医を受診した．CTで左肺門部に腫瘍を指摘され内科受診となった．精査で低分化・多型がんの診断であった．肺動脈への浸潤もあり手術適応なし，基礎疾患に間質性肺炎があるため放射線治療も困難で化学療法を勧められた．妻からは痛みなどの症状に対しては緩和ケアが受けられるかなどの質問がたびたびあった．化学療法を受けながらセカンドオピニオンを希望し，大学病院を受診した．手術可能と判断され5月に左上葉切除＋肺動脈気管支形成を受けた．しかし大動脈に一部残存し放射線治療の追加が必要となった．6月に大学病院を退院した．同月18日に地元の病院を受診し放射線治療は間質性肺炎があるのでリスクが高く，できないことを説明された．治療が希望であれば大学病院に相談することとなった．

　6月26日，左半身麻痺が出現した．妻は地域包括支援センターに相談し，ベッド・車いすなどをレンタルしたが，ケアマネジャーより当院に相談があり，脳転移の可能性が高いため地元の病院に入院となった．

　入院後，脳転移が確認され放射線治療を開始した．リハビリテーションも導入された．在宅療養の希望は患者・妻ともにあるが，入院中に積極的治療中止・緩和ケアへの移行のインフォームドコンセント（IC）を受けるとかなり衝撃を受けていた．大学病院は8月に受診予定で，患者は追加治療に期待をもっていた．妻は，歩行もままならない状況で遠方まで受診にいくことに抵抗があるようであった．妻は毎日面会に来院し献身的に介護していた．患者はリハビリテーションで筋力をつけ退院したいという思いが強いところに積極的治療中止のICであったため抵抗が強かった．

　IC数日後には，気持ちを切り替えて緩和ケアに転科し在宅療養へ移行した．妻もこれから患者との時間を大切にしたいと希望し，患者も妻と同じ気持ちとのことで7月11日退院となった．緩和ケア転科後は，訪問看護や介護サービス，リハビリテーションを受けて自宅療養をしていたが，9月に妻より介護の限界との相談があった．患者は自宅療養を希望しているが，妻は3月から今まで片時も離れずに介護してきて，自分の心も体も限界だったとのことであった．患者の状態は，食事摂取量の低下，トイレ歩行が困難であるが排泄の回数は1日2〜3回程度であり，トイレで動けなくなることはあったが，訪問看護師が緊急訪問し対応できていた．痛みや呼吸困難感はなかった．妻の強い希望で9月11日入院となった．

　入院後，脱水が改善されたこともあり，経口摂取が少量ではあるが可能となった．車いすへの移動もできるようになり患者は退院を希望した．しかし妻は頑として入院の継続を希望した．主治医との話し合いで，患者の前でも退院を拒否し，医療者に入院の継続を説得してほしいと希望した．

　患者Hの職業は元教員で妻と二人暮らし．子どもは二人で，長男は関東で公務員，次男は地元に在住であったが単身赴任（患者夫婦とは別居）で教員をしていた．

　訪問看護は24時間対応であった．排泄行動以外はベッド上で生活していた．自宅では歩行器や車いすなどを使用することができ，介護ベッドをレンタルしていた．息子が週末は患者宅を訪れ一緒の時間を過ごしていた．

　息子は，患者が退院を強く希望しているので退院させたいが，母親が介護するから強くはいえないということであった．

　患者と妻で今後の療養の場に関する意見の違いがあり，療養の場のACPを目的として患者・妻と面接を行った．

（会話：患者・妻との面接場面）

看護師 これからの時間をどこで過ごすことがよいのか考えてみましょう．

患者H 家に帰りたい．最期まで家にいたい．自分の気持ちは決まっているよ．

妻 私はもう介護が限界……，膝も痛いし……．

看護師 そうですね．奥様がお一人で介護されていましたから，大変だったのですね．きっとご主人も感謝されていますね．

患者H もちろんです．ありがとう．いつも感謝しているよ．自宅の壁に飾ってある写真も二人で旅行した時の写真だ．たくさんの思い出や幸せな時間に囲まれている．（泣き出した妻をみながら）君は気持ちが不安定なんだ．でも，どこかで線を引かなきゃならないよ．

妻 誰かに頼ることもなく，今までできたから……．ありがとうだなんて夫婦なんだから介護は私の務めです．でもお父さんにそういってもらえると嬉しい．緩和ケアに移って24時間助けてもらえることがわかって楽になったんです．そうですね，お父さん家に帰りましょう．

患者H 頼むよ．

看護師 Hさんの希望が叶うことになって，私もとても嬉しいです．お二人の愛情と絆の強さをみせていただけました．厳しいことを申し上げますが，今の病状で自宅での療養に切り替えるとなると，最期も自宅で迎える可能性が高くなります．病状が悪化しても，入院でできることと在宅でできることに差がなく，入院のメリットがないからです．最期まで自宅で過ごすことを視野に入れて退院することでよろしいでしょうか．

患者H もちろんです．

妻 私もそうしたいと思います．

事例解説H

　患者の意思決定はできていて，妻は夫を失う予期悲嘆と責任感で緊張やストレスの連続であった．夫の病状悪化に伴い，悲嘆の感情より緊張の割合が強くなり，一番大切にしていた夫の希望を叶えることや，夫との時間を大切にしたいという妻本来の希望が見失われている状況であった．面接では，もともと患者と妻に存在した互いの愛情と，互いがかけがえのないパートナーであることの認識を再確認してもらうことで，患者の希望を叶えよういう方向に展開すると信じて話を進めた．普段，寡黙な患者から感謝の気持ちを言葉で表現してもらうことで，妻の感情の基礎にある夫への想いを確認し，夫への愛情を再確認してもらった．その結果，妻本来の希望（愛する夫とともにありたい）を見出すことができていた．

　このように家族間のコミュニケーションでも，普段から心のありようを言葉にすることが照れなどで表現できない家族は少なくない．看護師が少し後押ししたり，口火を切ったりすることで，コミュニケーションが進むことがある．コミュニケーションの手助けが必要かどうかを見極めるためには，患者や家族が何を大切にしているか，どのように今までを生きてきたのかなどを知ることが重要である．丁寧なコミュニケーションを心がけることで，患者に直接尋ねなくても，毎日の会話の中で患者が大切にしていることを感じとることができる．看護師はend of life careを必要としている患者とともに過ごす時間の大切さを理解し，真摯に患者に寄り添うことで，患者の生きる力を支えることが可能になると考える．

患者の希望の活かし方

　　end of life careの時期を迎えた患者・家族に寄り添うためには，看護師としての誠実さや，思いやりの心，共感のスキルの高さなど，専門的な高い能力を求められていると感じることが多い．しかし，実際には看護師と患者・家族がともに泣き，喜び，苦しみながら，good deathを迎えるための成長過程でもある．看護師に何かができるということでもなく，何かをなさなければならないということでもない．患者の希望の本質にあるものを見極め，実現可能な希望に変換できるよう努める．死にたくないという希望は叶わないが，死にたくないという表現に含まれる患者の願いは何かを見出し，実現可能な家族と過ごす大切な時間に置き換えることは可能である．

　　患者が自分の人生は幸せだったと振り返ることができる時，患者の人生の中で短い最期の時期だけかもしれないが，看護師として患者と出会えたことに感謝できる瞬間である．また怒りの感情や苦しみの中で迎える最期もあるかもしれない．その時も，患者の苦悩に寄り添い続けることは，看護師として充実した時間である．常に患者・家族の最善は何かに焦点を当てて，患者の希望を明確にすることが看護師の役割である．

　　患者が表現するスピリチュアルペインをケアスタッフ全員で共有できるように，その対応についてもカンファレンスなどで検討するなど，看護師同士のコミュニケーションも重要である．

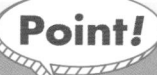
Point! end of life care期に役立つとっさの会話例

　end of life careの時期にある患者は，病気と向き合ってきた時間もあり，診断時に受けた衝撃という状況ではなく，いよいよこの時期がきたのかという死期が迫ることによる恐怖や，どのように症状が悪化していくのかわからない不安が強い．この時期で重要なことは，症状マネジメントに医療者として責任をもって対応し，苦しみを長引かせないよう最大限の努力をすることを保証するなど，患者のそばに寄り添う存在であることを理解してもらうような言葉をかけることが重要である．

Ⓐ痛みが減って，まずはゆっくり眠れることを目標に，お薬を使っていきましょう．どれくらいの時間で，どの程度効果があったのかなど，細かくお伺いします．ご協力をお願いします．

Ⓑ今後，予測される症状は〇〇です．その時は痛み止めが使えます．効果がなければ，次に使える薬の準備もあります．つらい症状に対応できる持ち駒を増やしていきましょう．

Ⓒ最期の時にそばにいてほしい人はだれでしょうか．または誰にもいてほしくないなどの希望がありますか．私にお手伝いできることがあれば教えてください．

Ⓑ 心不全

1 背景と疫学

　2019年の人口動態統計白書によると，「我が国の心疾患は死亡原因の第2位，脳血管疾患は第4位であり，両者を合わせた循環器病は，悪性新生物（がん）に次ぐ死亡原因」[1]である．代表的な心疾患としては心不全・心筋梗塞・不整脈などがあげられるが，なかでも死因の原因として最も多いのは心不全であり，次いで急性心筋梗塞となっている．心不全の原因としては，加齢による心機能の低下，心臓弁膜症などさまざまなものがあるが，最も多いのは心筋梗塞などの虚血性心疾患によるものである．また，心不全患者の70％が75歳以上であり，75歳を過ぎると死亡率も上昇傾向にあるため，今後高齢化が進む日本では，心不全患者が大幅に増加する「心不全パンデミック」が起こるのではないかと危惧されている．また，2017年に改訂された「急性・慢性心不全診療ガイドライン」では，終末期心不全患者に対する緩和ケアの医療体制整備に取り組む方針が打ち出され，今後は心不全に対する緩和ケアの必要性を医療従事者に啓発していくことが重要であると言及している．

　このように心不全患者を取り巻く環境が変化していく中で，患者および家族を巻き込みながらアドバンス・ケア・プランニング（ACP）を進めていかなければならない．また，「心不全」という疾患の受け止め方が違う患者に対して，いかに個別性のあるかかわりが行えるのかが課題となる．

2 心不全の重症度ステージ分類

　まず心不全患者のACPを考える時には，疾患の経過からみた特徴と病期ごとの身体機能の特徴をとらえておく必要がある．がん患者のように，比較的長い期間において身体機能が保たれ，最後の数ヵ月で急速に全身状態が悪化するといった疾患の経過とは異なり，心不全は寛解と増悪を繰り返しながら徐々に進行し，最後は比較的急速な経過をたどる疾患である．心不全の経過は，「急性・慢性心不全診療ガイドライン」に掲載されている「心不全とそのリスクの進度ステージ」によると，ステージA〜Dの4つのステージに分類される（図1）．

　ステージAやステージBは心不全を発症する前の予備群といった状況であり，比較的身体

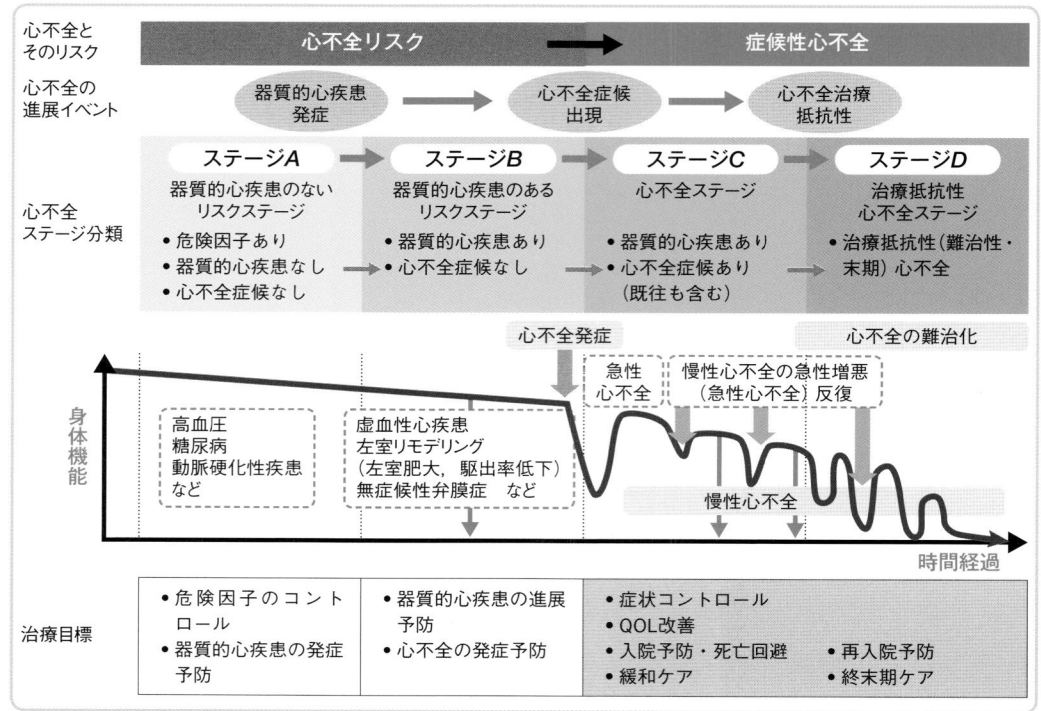

図1 ● 心不全とそのリスクの進度ステージ

[日本循環器学会／日本心不全学会（編）：急性・慢性心不全診療ガイドライン（2017年改訂版），p12. ＜https://www.j-circ. or.jp/cms/wp-content/uploads/2017/06/JCS2017_tsutsui_h.pdf＞（2022年1月6日閲覧）より作成]

機能は保たれている状態である．心不全の発症は息切れやむくみなどの自覚症状があらわれた時であり，心不全と診断がされた時にはすでにステージCにまで進行している．このステージCでは入退院を繰り返している患者が多く，治療により退院時にはある程度は病状が回復し，自覚症状が軽快するという心不全特有の病態があり，患者はかなり病状がわるい状況となって入院したとしても，そこから改善した体験を記憶していることから，今回も以前と同様に改善するであろうと考える傾向がある．しかし進行には個人差はあるものの，心不全を繰り返すことで心臓の機能と身体の活動性は時間の経過に比例して確実に低下する．その後，身体機能が著しく低下し，治療抵抗性のある難治性心不全状態のステージDへ移行する．

　このような疾患的経過をたどることから，早い時期から各期に合った対策を個別性に合わせて立案しておけるかがACPのポイントである．

❸ 心不全の重症度ステージ分類と求められるACP

　心不全の重症度ステージにおいて，看護師がどのような視点で看護介入を行い，患者・家族とかかわる必要があるのか東邦大学医療センター佐倉病院（当院）の現状と合わせて説明する（図2）．

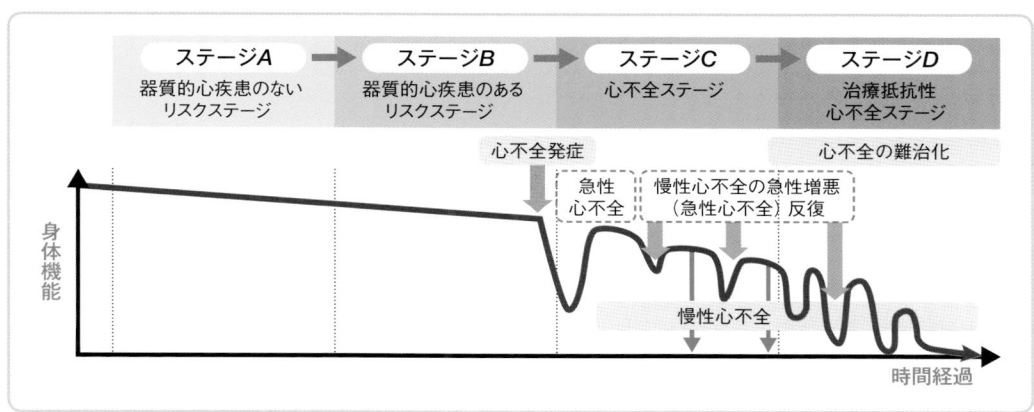

図2● ACPの観点からみる心不全の軌跡

器質的心疾患のないリスクステージ（ステージA）

　ステージAでは高血圧，糖尿病など将来の心不全につながる危険因子を抱えている段階であり，合併症として動脈硬化を起こしている場合もある．しかし，まだ心臓の働き自体に異常は認めず，心不全症状もあらわれていない．本ステージにおける看護では，これらの危険因子をコントロールすることが大切である．

　本ステージの患者と急性期病院に勤務する循環器科病棟の看護師が，診療上の場面でかかわることは多くない．地域におけるかかりつけ医により継続的な治療を受けているケースが多い．かかわるとすれば，他の疾患において継続的な治療を受けているうえで心疾患の危険因子のある患者の場合である．

器質的心疾患のあるリスクステージ（ステージB）

　ステージBの患者とのかかわりは，主に外来診療の場面である．例をあげると会社の健康診断などで心電図波形や血液検査値などの異常を指摘され，精密検査を受ける目的で受診する場合である．本ステージでは，自覚症状を伴わないケースが多く，患者自身の受け止め方も生活習慣病の一つとしてとらえているほうが多い．また心不全の疾病経過をイメージすることはできず，重く受け止められないケースもある．特に壮年期の患者は，「心不全は高齢者が罹患する疾患である」とのイメージが強く，心筋梗塞発症後などの器質的心疾患の既往はあるが心不全徴候が認められない患者に対しては，いかに心不全の発症を予防するかが重要となってくる．

心不全ステージ（ステージC）

　ステージCの患者は，はじめて著しい疲労，動悸症状，呼吸困難や胸の痛みといった自覚症状を認める段階に進み，前述したように心不全を発症した時期となる．もしくは，自覚症状を

認めているものの,「この程度なら大したことはない,我慢できる範囲である」といったように自らが判断して誤った対処方法を行い,受診するタイミングを逸してしまっている状態である.

　循環器病棟の看護師として心不全患者に最初にかかわるのは,ステージCの患者が多く,心不全の発症により緊急入院となり,急性期の治療を開始した段階である.心不全の原因疾患は,心筋や血行動態の異常によるものや不整脈など多岐にわたる.急性期治療としては集中治療室(ICU)や冠疾患治療室(CCU)で集中管理や呼吸補助療法を行っている場合もあり,この時期は身体面へのサポートに多くの時間を要する.身体的な苦痛に加え,患者自身も緊急で入院したことで動揺し,これからどうなっていくのだろうという不安などの精神的な苦痛も大きい.このような時期は,心不全の管理と原因疾患への治療を最優先に行い,家族を含めた精神的サポートを並行して十分に行う必要がある.

　当院では身体的症状がある程度改善した段階で,「心不全サポートチャート」(コラム①参照)を用いて医療者間で病期の確認を行い,「意思決定フローチャート」(コラム②参照)を用いて患者・家族と医療側が同じ視点で現段階での病期を理解し,患者・家族の意向を確認する取り組みを行っている.このような取り組みを通して心不全患者がACPを考えるきっかけになることを期待している.そして,「心臓リハビリテーション」(コラム③参照)を行い,心不全のコントロールをいかに行っていくのかを患者教育を中心にサポートしている.また,病棟配属の看護師が配属病棟の診療科の外来も管理する外来ユニット制を行っている.退院後はこのユニット制の特徴を活かし,「外来ユニットを活かした継続看護」(コラム④参照)として介入することで,入院中に明らかになった生活上の問題点,精神的サポートの必要性,社会的支援の必要性について継続的に対応している.また,退院後の患者を対象としたカンファレンスを「心臓リハビリテーションカンファレンス」(コラム⑤参照)として実施し,多職種で自分たちのかかわりを振り返りながら,今後のサポートの方向性について意見交換を行っている.

治療抵抗性心不全ステージ(ステージD)

　ステージDでは,入退院を繰り返しながら,身体活動も制限された状況で日常生活を送っている患者が多くなる.心不全の原因疾患に対しては,すでに積極的な治療が難しい,あるいは効果があらわれにくく心機能が徐々に低下し,終末期ケアを必要としている状況である.

　本ステージにおいて優先されるのは身体的サポートである.また,外来での症状コントロールは十分行われていたのか,心不全増悪につながった要因は看護介入によって解決できる内容であったのかなどアセスメントを行うことが必要となる.積極的な治療が終末期には行われないがん患者とは違い,症状を緩和するためには最期まで心不全に対する治療が継続的に行われることが多い.生活の質(QOL)を維持し,いかに再入院を予防することができるか,緩和ケア,終末期医療など患者を取り巻く環境について多職種を交えて話し合いを行う必要がある.これまでの患者・家族の病状の認識や今後の治療介入の希望について話し合える場の設定を行い,納得したゴールが迎えられるように「退院支援カンファレンス」を行い,療養環境の設定を行う.

コラム① 心不全サポートチャート（当院の取り組み）

　当院では心不全患者の病期や身体活動の状況，今後の治療方針を患者・家族と共有するためのツールとして「心不全患者さんへのサポートチャート」を作成した（図3）．作成当初は，医療者間で共通認識するためのチャートであったが，現在ではさまざまな場面において患者・家族への病状説明時にも使用している．当院のサポートチャートは，「心不全の重症度ステージ分類」のC期に該当する部分が起点となっている．これは急性期病院である当院の患者の多くが，このステージに該当するタイミングで治療を開始する理由からである．心不全の進行時間と身体活動の状況の関係性を示しており，サポートが必要な時期を「S」と表している．フレイルとは「虚弱」であり，身体的フレイル，精神心理的フレイル，社会的フレイルそれぞれの項目においてどのようなサポートが必要であるのかを選択し，医療者間で共有するために使用している．また当院では，心不全に関する看護研究を看護師，患者の両者それぞれを対象に2年間にわたり実施してきた．看護師を対象とした研究ではACPに関する意識調査を行った．ACP実施のためには看護師それぞれのイメージするACPの方法や解釈に差があるため，ACPの理解を統一する必要がある．また，実施のための達成基準やツールが明確でないことから，介入できたという実感がないことや，死を意識させる話を切り出しづらいといった困難感へつながってしまう[2]ことが明らかになった．

　このサポートチャートを用いることで，医師からは心不全の病期がどの時期にあり，どのよ

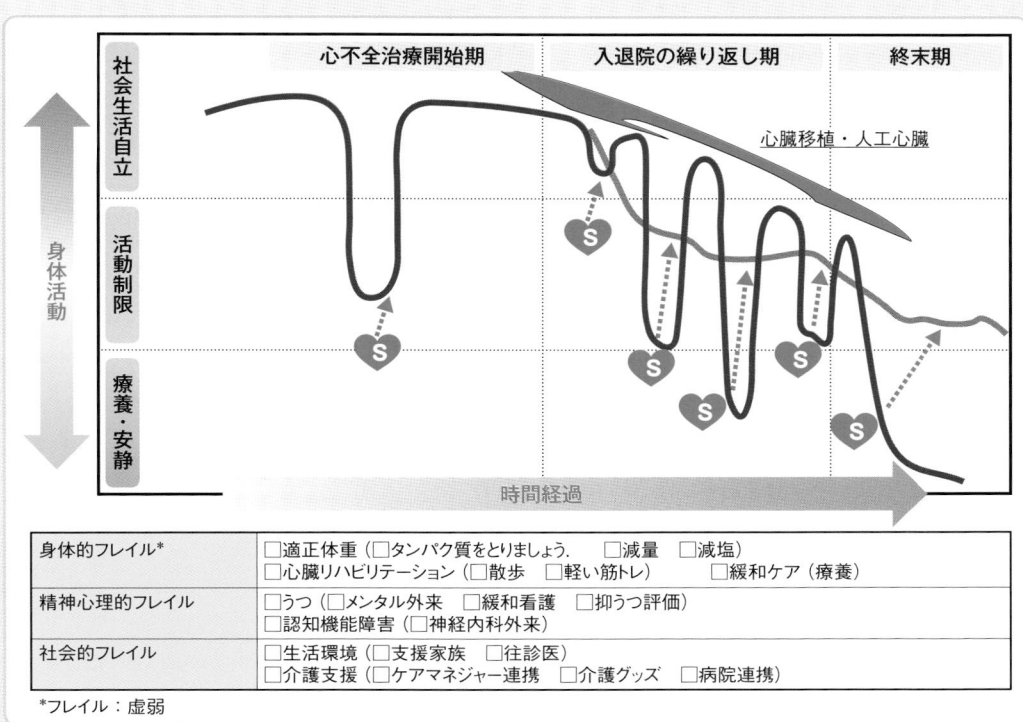

身体的フレイル*	□適正体重（□タンパク質をとりましょう．　□減量　□減塩） □心臓リハビリテーション（□散歩　□軽い筋トレ　□緩和ケア（療養））
精神心理的フレイル	□うつ（□メンタル外来　□緩和看護　□抑うつ評価） □認知機能障害（□神経内科外来）
社会的フレイル	□生活環境（□支援家族　□往診医） □介護支援（□ケアマネジャー連携　□介護グッズ　□病院連携）

*フレイル：虚弱

図3● 心不全患者さんへのサポートチャート
［東邦大学医療センター佐倉病院心臓リハビリテーショングループ］

うな治療計画で進めていくのかを説明し，看護師からはどのようなサポートを行っていくかを説明している．終末期の患者に対してもサポートチャートを活用することで，医療者と患者・家族が同じ視点で治療計画をイメージできることが最大の利点である．医療，看護が一方的な介入になってしまうのではなく，患者・家族と共有することが重要である．

コラム② 意思決定フローチャート（当院の取り組み）

　心不全を繰り返し，入院してくる患者が心不全の疾病経過について十分理解しておらず，人生設計や価値，自己概念の修正がされないまま終末期を迎えるケースが多い[3]ことが明らかになっている．このようなケースの対象者に，患者および家族の意向を確認するためのフロー

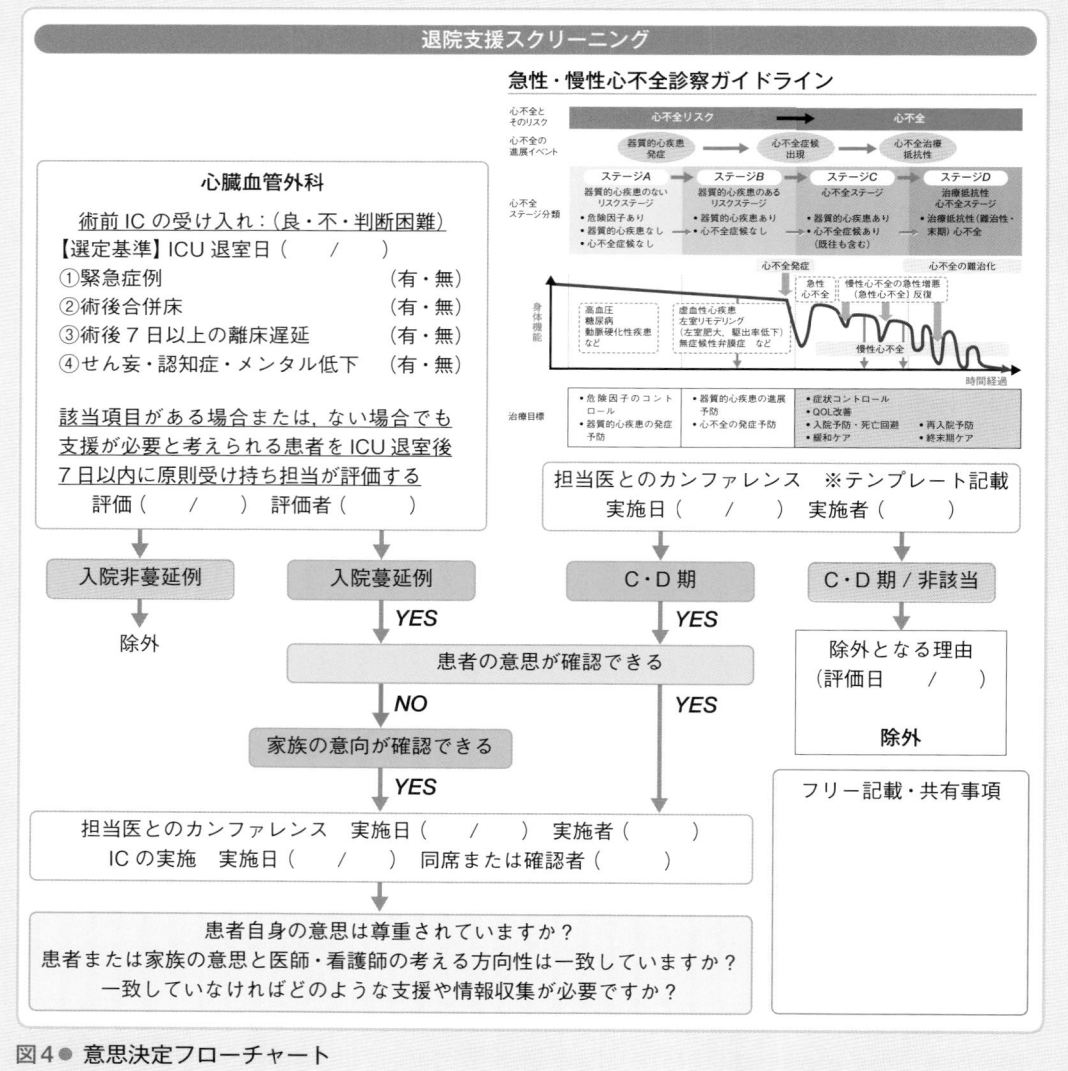

図4● 意思決定フローチャート

チャートを作成し看護に活かしている．対象患者は心不全ステージ分類においてC・D期にある患者とし，入院早期に担当医から行われる病状説明に同席し，「意思決定フローチャート（図4）」に沿って患者・家族の意向を確認し，患者にとって最善の治療方法を決定できることにつなげている．また，心臓手術を受ける患者に対しても「意思決定フローチャート」を活用している．手術前に行われる説明には看護師は必ず同席し，患者・家族の理解度や反応を必ず確認している．近年では高齢者の患者も多く，なかには認知症状のある患者も少なくない．認知症の患者の場合は特にキーパーソンとなる家族の意向が重要である．このようなチャートを用いることで，医療者側も統一した介入が行えるように取り組んでいる．

経過別アドバンス・ケア・プランニング

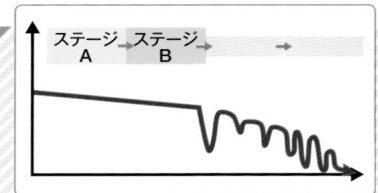

Ⅰ 器質的心疾患のないリスクステージ，器質的心疾患のあるリスクステージ

概説

a. 特徴

　ステージAは高血圧，糖尿病など将来の心不全発症につながる危険因子を抱えていたり，それらの合併症として動脈硬化を起こしていたりする場合もあるが，心臓の働き自体に異常はなく心不全症状もあらわれていないという段階である．またステージBも自覚症状を伴わないケースが多く，会社の健康診断や他の疾患での受診において，偶然に心電図波形や血液検査値などの異常を指摘され発覚することが多い．このステージで受診に結びつけば，患者はかなり早い段階で心不全治療を開始するチャンスが得られる．

　この時期においては，心不全の疾患的経過の理解に向けた患者教育と，今後の治療での危険因子コントロールの継続により，いかに発症の時期を遅らせるかがポイントであることはいうまでもない．患者が自らの意思で治療に向き合い，その治療を継続できるような働きかけが行えるか否かでACPの第一歩を踏み出せるかが決まる．

b. この時期のACPで重要なこと

　心不全を発症する前の予備群というこの時期では，比較的身体機能は保たれており，患者は自身の問題として疾患をとらえにくい．患者の意思決定能力が低下する前に，患者自身が「どのように生きたいか」，またその延長で「どのような最期を迎えるか」ということを家族と医師・看護師らとで一緒に考えることができればベストではあるが，自覚症状のないこの時期に，こうした問いを自身の課題としてどこまで考えられるであろうか．一方，症状が悪化したり入院したりした時点で問いを投げかけることで患者がショックを受けたり，強い不安に襲われるリスクもある．

　この時期には確実な治療を開始し，継続することが最も重要である．そして治療の場で「今後はどのように過ごしていきたいか」など，患者が望んでいることを会話から導き出す．「趣味である旅行を続けたい」という場合は，「どうすれば旅行を続けられるのか，また再びできるまでの生活になるのか」といったことを患者・家族と一緒に考える．なかには，「家族を心配させたくない」として，一人でACPを受けることを希望したり，「本当はこうしたい」という希望をもちながら「家族に迷惑がかかるから」と，自身の希望とは異なる選択をしたりする患者もいる．家族と一緒にACPを受け，家族からの「できるだけ長く元気でいてほしい」といった希望を聞くことで，「家族のためにも頑張って生活習慣を見直してみよう」などと，前向きになる患者もいる．患者自身が自ら治療に取り組むという前向きな気持ちになり，生きる張り合い，目標を改めて考える機会を提供することで，確実な治療継続に結びつくと考える．

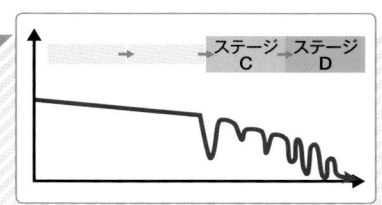

> 経過別アドバンス・ケア・プランニング

Ⅱ 心不全ステージ，治療抵抗性心不全ステージ

概説

a. 特徴

　現代では医療技術の進歩が著しく，心不全に対する原疾患への外科的手術の普及やさまざまな治療薬の開発により，積極的に治療が行われている．積極的な医療が提供されることで，入院時に自覚症状として存在した患者の身体的苦痛は大幅に改善され，再び入院前，もしくはそれ以上の活動量で日常生活が送ることができるまでに改善する場合もある．このような状況からも心不全に対する予後予測は難しく，臨床現場でも医師個人による見解の差異があることを実感する．特に循環器疾患では，積極的な治療自体が症状緩和につながることも多く，緩和ケアを導入する時期や方法については，臨床現場の判断に委ねられる場合も多い．このように心不全は寛解と増悪を繰り返しながら徐々に進行し，最後は比較的急速な経過をたどる疾患である．そのため，本項では心不全で特徴的なステージC・Dに絞って，疾患的特徴をふまえてステージC・Dの患者のACPについて考える．

b. 分かれ道と選択肢（図6）

　心不全とは「臨床症候群」であり，その要因である疾患の根本的な治療に対して，どのように選択していくべきかを考えておかなければならない．

　心不全患者のステージC・Dの特徴として，心不全症状の増悪による再入院を繰り返しながら身体機能が悪化する傾向にある．しかし，治療を継続することで症状事態は緩和される特徴

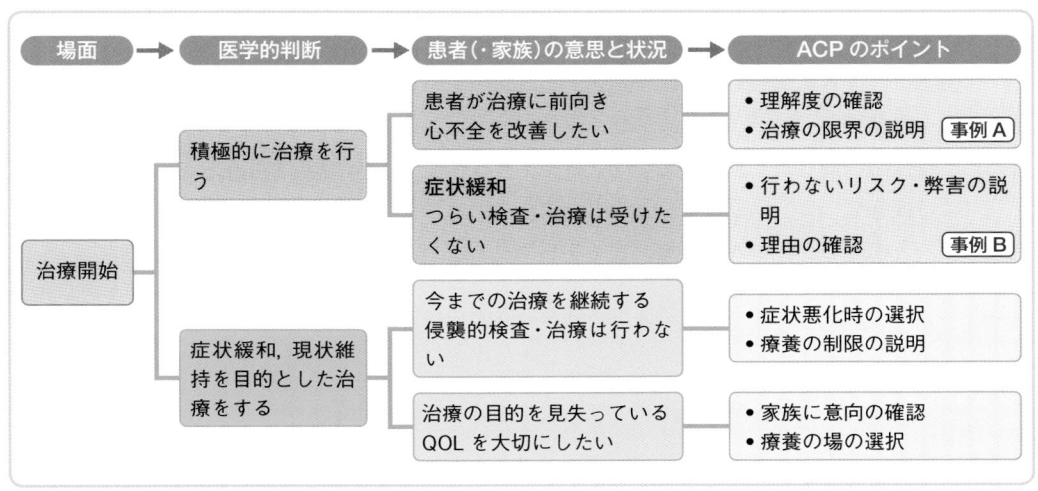

図6● 分かれ道と選択肢チャート（心不全のステージC・D）

があり，手術などの侵襲度の高いリスクを伴う治療を行うことで予後が改善する可能性もあることから，患者は人生の最終段階においても難しい選択を行わなければならない．

c. この時期のACPで重要なこと

心不全患者の選択肢としての重要なことは，治療を行うか，行わないかだけの判断ではなく，治療を行いながらいかに疾患と向き合っていくかを自ら考える時間をもつことである．特にステージCの患者に関しては，年齢や既往歴の有無，心不全の重症度などを考慮したうえで判断し，多職種で共通認識をもち患者・家族の意向を確認し決定しなければならない．また，選択肢チャート自体も一方通行に進行するのではなく，前段階に戻って再度選択を変更しても構わないことを理解する．その際には，十分にメリット・デメリットを説明しておく必要があり，結果がすべてではなく，そのプロセスが重要である．

問題の焦点と対応

前述したように，心不全患者は増悪による入退院を繰り返し，そのたびに身体活動能力が低下するものの，治療効果が著効し，退院時にはある程度回復するという特徴がある．また最期は，比較的急激な病状変化を起こし急変して突然死に至るという可能性がある一方，末期においても治療効果が顕著となることもあり，予後予測が非常に困難である．症状が改善することで患者側も病状が進行しているという意識をもちにくく，現在の病期が理解しがたいという特徴がある．治療については，近年では薬物療法，デバイス療法を含めた不整脈治療，非侵襲的陽圧換気(NPPV)の普及など進化している．このような治療は同時に患者の症状を緩和する方法ともなっており，積極的治療と緩和治療との関係ががんや他の悲がんのACPとは異なる特徴がある．こうした循環器疾患の特徴をふまえながら，二つの事例を紹介し，ACPの進め方について述べる．

なお本項では当院での治療対象となる患者の特性上，双方ともにステージC以降の患者とのかかわりをメインに説明する．

事例A　最期まで自宅で自身の生活スタイルを送ることを希望した患者

患者A：80歳代，男性．独居．60歳代で心筋梗塞を発症後，外来通院を継続していたが，風邪や内服し忘れによる中断から心不全が悪化し，入院前は年に2〜3回程度の入退院を繰り返していた．入院期間は次第に長期化しており，また外来通院時は下肢の痛みを訴えることが多く，転倒を繰り返しており，精査にて下肢閉塞性動脈硬化症を認めた．

他県に住む80歳代の兄が唯一の身寄りで，これまでは年に1〜2回連絡をとる程度である．

外来受診への付き添いや入院中の洗濯ものの世話などは，70歳代友人のM夫妻が行う．

医師からは今後の生活について，通院や日々の買いものなど，一人で生活していくことは困難であり，施設入所などを勧められていたが拒否しており，このような話が外来で出ると不機嫌になり，診察室から勝手に出ていくなどの行動がみられた．

　本事例はある入院期間中に，入退院を繰り返している患者Aと，医師・看護師・生活の支援者としてのM夫妻が退院後の生活について話し合いを設けた場面と，退院後初回外来での面談を取り上げる（心不全の重症度ステージC〜D）.

（会話：患者Aと退院前の面接）

医師 これまで何回か心臓の入退院を繰り返してきたけれど，入院するまでの期間が少しずつ短くなっていて，かつ入院日数が増えています．入院を避けるためには今後の生活を見直す必要がありますね（サポートチャートを提示し，現在の状況が「入退院の繰り返し期」であることを説明）．足の血管のつまりもありますから，長く歩くということも心配です．

患者A 何度か入院していても結果，治っているからね．俺の場合は当てはまらないのではないのかな．

看護師 入院前までの生活を考えてみて，最近，以前とかわってきたなと思うこと❶はなかったでしょうか．

患者A なんかあったかな？　コンビニエンスストア（コンビニ）にいくのに足が痛くて，息切れして時間がかかるようになった❷くらいかな．もう81だから，年寄りはみんなそうでしょ．

M氏 コンビニから帰ってこなくて俺が探しにいったこともあったね．今まで5分でいけていたところに30分近くかかるようになった❷っていってたね．

看護師 前回外来では，帰り道に苦しくなって，1時間近くバス停のベンチで休んでいた❸こともありましたね．やはり少しずつ変化が起きていた❶のではないでしょうか．入院中も前回までは食堂でお食事をとれていましたが，今回はもってきてよ❸とおっしゃってお部屋で召し上がっていますね．

医師 やはり買いものや食事の支度など，一人暮らしは難しいのではないでしょうか．お兄さんにも電話でお話し❹しましたが，心配だし，すぐには駆け付けられないし，施設を紹介してくださいっていわれていました．これから病気が進むスピードはどんどん加速することがわかっていて，自宅に帰すことはできないですね．

患者A 兄貴に電話したの？　俺のことなのに兄貴に相談するのはおかしい❹んじゃないの？　兄貴はもともと金出すから施設入れっていってるよ．

医師 施設が嫌なのであれば，せめて自宅で介護保険サービスを利用してどなたかに手を借りたり，手伝ってもらったりしながら生活をしていくのはいかがでしょうか．

患者A 俺が介護保険を使わない理由は金のことだけじゃないよ，たしかに金はないけど，自由に今までの環境で暮らしたいんだ❺．

M氏 僕たちは40年近い付き合いです．山で山菜をとったり，木で犬小屋をつくったり，生活をすることが好き❺なんです．近所の人たちとも野菜や花をつくったり，仲よく暮らしてきました．もう80だし好きなように暮らすのが一番❺じゃないのかな．

退院支援看護師 以前，万が一のことを考えて介護保険を申請したけれど利用しないままになっているので，サービスを利用して，もう少し楽に自宅で生活していける方法を検討する❻のはいかがでしょうか．ご自宅の環境をみせていただき，少しでも安全な暮らしを一緒に考えて❻いきませんか．

医師 自由に暮らすには，具合がわるくならないことが前提❻です．心臓に負担をかけないように介護保険サービスは利用する，今回はその手配をして退院する，そして薬は絶対に続ける．回復は治療をしたからであって，自然によくなったわけではないですよ．

患者A 先生もうるせぇな．はいはい．帰れないならそうしますよ．

医師 今後も自宅で生活することを第一に考えるのであれば，今後の治療についても話し合いをしておく必要がありますね❼．どこまで病院で治療をするのか，今後検査や治療をどういう方法で続けていくのか，自宅の生活を中心として地域の先生にみていただくか，いずれは考えなければなりません．

患者A 明日死んでも後悔しないけど，施設に入るなら長生きしても仕方ない❼．それが本音だよ．

　この後，退院支援看護師がケアマネジャーと連絡をとると，以前，自宅がゴミであふれていて，そのことを地域包括支援センターに注意をされたという認識が本人にあったこと，ゴミ問題で家に人を上げることができず，介護保険サービスの利用を拒否していたこと❻が明らかになった．退院支援看護師と病棟看護師がケアマネジャーに同行するかたちで，退院前訪問❽を行い，地域スタッフとともに自宅の環境整備を行い，通いの入浴サービス，一人暮らしの見守りを兼ねた配食サービスを利用して退院することとなった．

（会話：患者Aの退院後初回外来での面接❾）

退院支援看護師 最近のAさんは，歩くスピードが前よりゆっくりですね❿．そして前は立ち話をすることが多かったけど，最近はいすにもたれるようにして座りますね❿．靴も踵をつぶして履いていることが多いけれど❿，靴がきついですか？

患者A まいったね．いろんなことをよくみているなぁ❿．靴を踏んでいたのは，むくんで履けなかった時．今日も外来でトイレの後，すぐに歩けなくて，しばらく廊下の壁によりかかって立ってた．

看護師 今回，介護保険のサービスを受け入れてくださったことでご自宅での生活は少しかわりましたか？

患者A 風呂に入りにいくのはいいですね．今まで2ヵ月に1回くらいしか入っていなかった．あとはゴミのことは本当にありがたかった．

　1年後（心不全の重症度ステージD）．外来通院中，介護保険サービスの調整をしながら面談を継続してきた．ある時，自宅で転倒し，骨折したことを機に入院し，自宅退院が可能か，また今後の通院方法など，いくつかの検討課題が出てきた．

（会話：今後の療養を再度確認する場面）

患者A　今は月に1度，兄貴が寿司をもって家にきてくれることが楽しみ．家を片づけてもらって，兄貴がこられるようになったことが一番よかった．俺は好きなように家で暮らしたい．亡くなってから発見されてもいいと思ってる．兄貴は嫌だっていったけど，入院や施設でこのままずっと過ごすのは嫌だな．がんだと自宅で過ごすとか，入院するとか，そういうの選べるんでしょ．でも心臓病だと入院しなくちゃならないって，ちょっと変だよね❼．

　担当医はこれに対して，今は自宅でも酸素療法や点滴などができ，内服薬でも調整ができるものもあるかわりに，入院でなければできない検査や治療も循環器疾患については少なからず存在することを説明した．患者Aの意思は以前と同様，最期まで家で暮らすことを望んでおり，訪問診療を導入し自宅退院し，半年後に自宅でM夫妻に見守られ，永眠した．

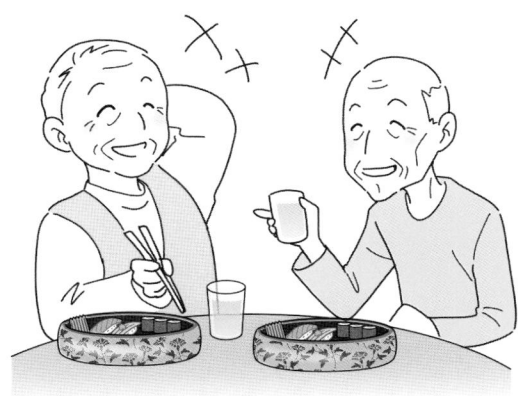

事例解説A

　本例は筆者が退院支援を通して出会った事例である．ここでは紙面の都合上，一場面を取り上げているが，かかわりは約8年間に及ぶ．外来での医療費相談を契機にソーシャルワーカー，退院支援看護師が地域の医療・介護職種と連絡調整をするかたちでかかわりが始まった．事例の下線部分の場面を中心に，ACPを進めるポイントを解説する．

■ ACPを行うタイミング

　心不全では入院中の治療効果が著効し，退院時にはある程度回復することから，患者自身が完治したと錯覚することが多い．現に患者A自身も面談の冒頭で医師からサポートチャートで病期を示された際に，「何度か入院していても結果，治っている俺の場合は当てはまらないのではないのかな」と述べている．それでも入院は患者が体調の変化をきたした結果であり，病気との向き合い方を考える絶好の機会である（下線❶）．入院前に自覚していた最近の変化について，看護師が問いかけることで面談を開始しているが，その後，患者Aに加え，M氏も日々の生活上での変化に気づき，発言している（下線❷）．

　また，入院中の患者Aの日常生活動作（ADL）や，最近の外来での変化を過去の入院と比較して具体的に述べている（下線❸）．このように本人が自らの生活上に起きている身体的変化を思い浮かべることができるような場面を提示しながら，今後の行動変容を考えるきっかけをうまくつくり，提案をしていくことが有効である．

　ACPの過程で話し合われる内容の多くは実際の生活の場に存在している事実である．ACPの話を始めるタイミングに悩んだ時にはぜひ，普段の生活やケアの中にある変化からヒントをみつけてほしい．外来においてはこれまで安定していた検査データが変化したきっかけなどを契機にするのもよい．

■ 本人の決定を第一に考える（下線❹）

　「人生の最終段階における医療・ケアの決定プロセスに関するガイドライン」（厚生労働省平成30年3月改訂）の冒頭にACPの原則として，「医療・ケアを受ける本人が多専門職種の医療・介護従事者から構成される医療・ケアチームと十分な話し合いを行い，本人による意思決定を基本としたうえで，人生の最終段階における医療・ケアを進めることが最も重要」[4]とある．患者Aはすでに一人暮らし暦60年以上であり，自らの意思も明確である．唯一の身内である兄とはこれまでほぼ連絡をとっておらず，事実上のキーパーソンはM夫妻という状況であった．施設入所を勧めるという話を自分よりも先に兄に電話で伝えていたという事実に患者Aは納得がいかなかったことも理解できる．自分の意思で自分の価値観を語り，またそれをM夫妻が理解し，後押しする（下線❺）という場面からも患者Aの思いはみてとれる．高齢者の中には医師や家族のいうとおりにするなど，自らの意思を明確には発言しないという場合もある．医師が一人暮らしの生活はもうさせられないから施設入所を勧める，家族に同居を提案するなどという場面はたびたびある．医師が一人暮らしを勧めないというシチュエーションに出会ったら，その理由を討議することを勧める．意外と患者の安全のためとしながらも，実は医師自身の安心のため，あるいは家族の意向を医師が代弁している，ということもあるかもしれない．患者の考える安心・安全にもぜひ耳を

傾けてみよう．

■本人の望む暮らしに沿うような療養環境を整えるための退院調整（下線❻，❽）

　本人の希望する自由な生活を少しでも長く継続する，もちろん安全に，安心できるという視点も加味してとなると，ここからは退院支援・調整の手腕のみせどころである．医師は自由に暮らすには，具合がわるくならないことが前提と述べ，看護師は楽に生活していける方法を検討することを提案している．ここから退院前訪問につなぎ，患者Ａの自宅，またその周囲の環境をみて，新しい生活様式の検討をともに行うという退院調整介入につなげることができた．

　この入院中，数回にわたり，退院支援看護師がカンファレンスや退院前訪問を行い，退院調整を行った．退院前訪問とは，入院期間が１ヵ月を超えると見込まれる患者の円滑な退院のため，患者宅を訪問し，患者や家族らに対し退院後の在宅での療養上の指導を行うものであり，診療報酬の加算に連動している．これは退院後の療養環境を実際に確認できる絶好の機会であり，利用しない手はない．当院では退院支援看護師が可能な限り病棟看護師や理学療法士を同伴し，ケアマネジャー，訪問看護師などとともに自宅に赴き，そこで退院に向けたカンファレンスなどを行っている．今回の退院前訪問では，患者Ａの話に出てくる自宅近くにあるコンビニエンスストアの店舗が実際は自宅からどの程度の距離であるのか，道中に傾斜があるのか，途中で休むことができるような場所はあるのか，代替となる店はないのかなどの確認ができた．また家屋は借家ではあり，天井や壁が破損しており，それを患者Ａ自らがブロックや板をつないで補修して暮らしている様子がわかり，安全に暮らせる環境ではなかったこと，またいわゆるゴミ屋敷という状況であり，それが原因で来客を拒み，介護保険サービスの利用拒否につながっていたことが明らかになった．

■退院後外来における経過観察（下線❾）

　外来では看護師が以前からの変化をキャッチし，患者Ａに意図的に情報収集をしている．これに対して，患者Ａは「よくみているね」と話している（下線❿）．一人暮らしである患者Ａはこうした自身の変化を的確に観察し，言葉をかける看護師に対して，さらなる信頼を重ねるようになった．

　患者Ａの行動については，Ｍ夫妻からの情報もヒントとなることが多く，「自転車に乗って家まで来た」，「最近は○○にいくのに歩いていける」，あるいは「バスに乗るようになった」，「ここ数日は家にこず，寝て過ごしていることが多いようだ」などという情報から，看護師がさらに気になることを追加で確認し，医師に伝達することで検査や内服処方を追加するなど，外来治療に役立てることができた．

　また，Ｍ夫妻が体調を崩し外来通院に同行できなくなった際に，毎回違った付き添いがあらわれ，地域での患者Ａは非常に面倒見のよい性格で，以前は近隣住民の買いものや力仕事を手伝うなど頼りにされていた存在であったことがわかり，外来看護では患者Ａが続けたかった自由な生活を想像できる場面もあった．

　外来では本人の暮らしの様子や変化が症状や検査データに直結するがゆえに，変化のサインをいかに早くキャッチし，外来看護で介入できるかが，再入院の回避にかかわってくる．

看護師が医師の診察前に面談する時間を確保し，患者や外来への付き添い者から得た生活上の情報を確実に収集し，医師へ情報として提供できるとよい．当院では外来と病棟のユニット制をとっており，循環器病棟の看護師がそのまま循環器外来を担当するという環境下にあり，看護師は外来，入院を通しての患者の変化をみることが可能である．こうしたシステムを採用していない病院でも外来の看護師に引き継ぎを行ったり，外来での様子を医師に確認したりすることは可能であるため，ぜひ外来看護の時間を大切にしたい．

■ 今後の療養・生活を含めた生き方を確認する（下線❼）

　ターミナル期に入った時期を確定しにくいのが心不全であるが，サポートチャートを利用している患者の場合は，「終末期」後期あたりにさしかかったり，あるいは明らかに退院後の生活様式に変更の必要性があったりするというところで，今後の療養についての再確認を行うことが多い．この生活様式の変更とは，本人のADLの変化，自宅に医療処置を持ち帰るといった本人の身体的な事情の他，介護者の状況の変化など本人以外による事情も存在する．

　本事例も1回目の入院中の面談で医師は，今後の治療について，どこまで病院で治療をするのか，検査や治療をどこまで続けるか，自宅の生活を中心とするならば外来転医などを視野に考えなければいけないと説明し，それに対し患者Aは，「明日死んでも後悔しないが，施設に入るなら長生きしても仕方ない」と応えている．ここでは介護保険サービスの利用を勧めるといった生活様式の変更を行った．

　2回目の入院では骨折という事象が加わり，今後は通院が困難という状況で新たに自宅近隣での通院を検討するという必要が出てきた．まさにこの時が，1回目の入院時の医師の説明にある外来転医を考えるという時期となった．外来転医についても転医先で行える検査，転医先の連携病院，通院が困難となった場合に訪問診療は可能なのかなど，今後の生活様式に合わせて決定をする必要がある．また患者Aは1回目の入院と同様に自宅で最期まで生活することを希望し，「亡くなってから発見されてもよい」，「入院や施設でこの先ずっと過ごすのは嫌である」と述べている．がんであると自宅で過ごすことがもっと一般的であるのに心臓病ではあまりそういう選択肢がないということについては，入院中，医師にも何度か訴えていた．冒頭でも述べたように心不全では積極的治療が患者の症状を緩和する手立てとなることが少なくなく，在宅療養への意向を積極的に勧めない医師もいる．

　2021年には日本循環器学会/日本心不全学会合同ガイドライン改訂版「循環器疾患における緩和ケアについての提言」が打ち出されているものの，実際には医師間の認識はさまざまである．心不全における緩和ケアの必要性を医療従事者に啓発していくことも重要であると考えられる．

事例B 家族が望む積極的治療を選択した患者

患者B：70歳代前半，男性．妻・長女・孫と同居．

妻と小さな印刷工場を経営していた．Ⅱ型糖尿病で40歳より通院中である．

60歳代前半に階段昇降時の息切れを自覚し，年のせいだと考え放置していた．次第に歩行中にも時折立ち止まるなど自身の体調変化を感じる．

精査すると胸水と頻脈を認め，心不全（EF 20%），New York Heart Association（NYHA）分類Ⅱ度との診断で初回入院した．拡張型心筋症の診断であり，その後は5年間に検査入院を含めて7回の入退院を繰り返した．入院はほぼ秋から年末の12月下旬頃であり，年末の工場の忙しい時期が多かった．

患者Bは，「年末は工場の業務や銀行との打ち合わせや，取引先との付き合いが多いから，年末から年始は毎回病院で休養するということでちょうどよいよ」と話し，入院を繰り返すことについては危機感をもっていなかった．

本事例は8回目の入院期間中に，これまでの入院のように回復ができず，治療方針を決定するという場面における意思決定の過程を取り上げる（心不全の重症度ステージD）．

■ 今回の患者Bの入院契機

職場で「食後にトイレにいく」といったものの，なかなか戻らずに不審に思った従業員が，トイレで倒れている患者Bを発見し，救急搬送にてICUに入院した．食事摂取による負荷と，排便に伴う怒責が心負荷となり，心不全が悪化したことによる入院であったが，拡張型心筋症の診断がされており，慢性心不全を繰り返し，すでに不整脈も頻発している状況である．NPPVの一種である陽圧換気療法（adaptive servo ventilation：ASV）の装着により状況は改善し，2週間程度で一般病棟へ転棟した（ステージC）．

■ ICU退室後：医師からの説明，看護師と患者B・家族との面談

一般病棟に転出したタイミングで医師より今後の治療についての説明が行われた．これまでも心不全を繰り返しており，心機能は次第に悪化していることは間違いなく，極めて末期に近い状況である．急変時の対応についても家族で話し合って考えてほしい❶ということが家族へ伝えられた．また重篤な不整脈が出現しており，両室ペーシング機能付き植込み型除細動器（CRT-D）の治療選択がある❶という説明が患者Bを含めてされた．一般病棟に戻ってはきたものの，ふさぎ込むような患者Bをみて，担当看護師は患者Bと家族の面談を設けた．

長女 拡張型心筋症といわれた時からの治療法はいろいろと調べていました❷．でも毎回入院すると入院前と同じ状況に戻るので，父はそんなに重症ではないのかなと思っていました．先生にもいろいろ調べたことを質問してみましたが，心臓移植は年齢の問題でダメ，iPS細胞とかはまだ現実，使える段階にない❷といわれました．

患者B 実用化するまで生きていられないね❷．再生医療が活用されるようになるまでは薬で症状をコントロールして，医療の進歩を待つしかないって．ICUに入った

> 時は，とうとうダメなのかって思ったけど，マスクの呼吸器(ASV)をつけたことであっという間によくなった．でも，先生がいったことを考えると宣告を受けた状態でしょ．どうしてこんな病気になったんだろう……．
>
> 看護師　心不全の段階が進んだので，退院後の生活では可能な限り，心臓の負担を避けるための，新しい生活様式の取り入れが必要ですね．それを一緒に考えてみませんか．
>
> 患者B　もう年だし，せがれは会社勤めだから工場は継がないし，そろそろ工場は閉めようと思っていたから，ちょうどよい機会だと思って，残務整理をしたらゆっくりと生活したいね．
>
> 長女　父はまだ70歳代前半ですから，可能な限りの治療をしてほしい❷です．私も離婚して苦労をかけっぱなしだから，もっと長生きしてほしい．手術は絶対にしたほうがいいよ．
>
> 患者B　年寄りだし，手術をして機械を入れるようなことはしたくない❸．薬で十分．今までは仕事をしながらだったから治療も適当にやっていて，わるくなれば入院すればよいと思っていた．これからは仕事を辞めるから付き合いでの食事やお酒の席も減るし．大丈夫だ．とにかくゆっくりするから，それでやらせてよ❸．
>
> 妻　工場を閉めたら，車で息子がいる東北までいって，そのまま日本を一周するってずっと約束してるの．それだけを楽しみに仕事をしてきたからね．そのためにも長生きはしてほしいけどね．
>
> 看護師　Bさんは今のところ，手術はしたくないということなんですね．これからリハビリテーションも始まりますし，その進行状態をみてまた考えましょうか．

■ 患者Bに家族との面談でいえなかった本音を聞く

　看護師は妻と長女の前では，あまり本音を言い出せないような患者Bをみて，面談後，患者Bの部屋に訪室した．

> 患者B　手術して機械を入れても心臓自体がよくなるわけじゃないでしょ❸．だったら手術しても不整脈の薬を飲んでも同じかなって思ってね．自分の心臓がもう寿命だっていっていても機械が死なせてくれない，家族が機械でもよいから生かしてくれとか，電池を止めないでくれとか，そんなふうになるのは嫌なんだ❸．でも家族はどんどん話を進めようとしているからね．残った時間が少ないなら家に帰りたいよ．

■ 患者Bの意思がかわった

　その後，X線，血液検査のデータなどの悪化，重篤な不整脈の出現などが次々と起こり，退院の予定は一向に立たず，ICUを退室して2ヵ月ほどが経過した．患者Bはさらに治療意欲を失い，苛立ちをみせた．みかねた長女が気分転換を目的とした外泊を希望したが，担当医は致死性不整脈が多く出現している以上，許可できないとした．ここで患者Bに変化が起きた．

> **患者 B** このままだといつまでたっても退院できないし，まだまだやりたいことがあるの
> に，もしこのまま病院を出ずに死ぬようなことになったらものすごく後悔する❹．
> 退院したらどこにいこうかなってことばかり今は考えている．先生がこのままで
> は外泊の許可が出せないというなら，まだ残っている治療があるならしたい❹と
> 思う．

そこで，CRT-D（設定DDD45-140）の挿入を行い，退院となった．

■ 再入院後の患者Bの思い

退院してわずか1ヵ月後，呼吸苦症状を主訴に再入院となった．医師は入院中に強心薬
が離脱できなくなり，最終的には亡くなる可能性があることを家族に説明した．

> **患者 B** 退院してこんなに早く入院するのもはじめてだし．妻と旅行にいきたかったけ
> ど，旅行どころか，ドライブにもいけなかった．でも手術しなければ，退院でき
> なかったし，1ヵ月間，家に帰れて本当によかったから，もういいんだ．やり残
> したことはない．あとはとにかく苦しまずに逝かせてほしい．

その後，患者Bは呼吸苦症状の出現に合わせてモルヒネ塩酸塩による鎮静を開始し，入
院して5日後に永眠した．

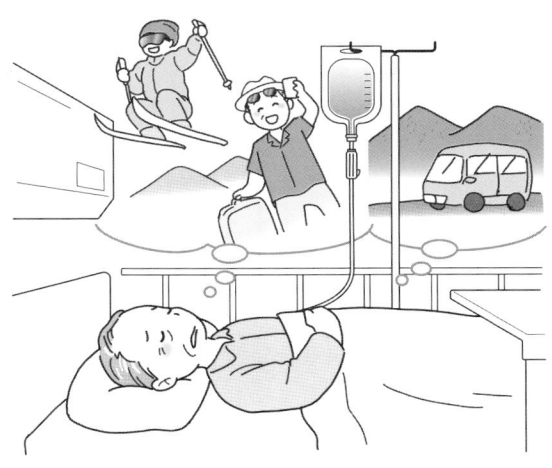

事例解説B

　本例は，拡張型心筋症で家族が積極的治療を希望した事例である．診断からはすでに数年経過していたことから，娘を中心に治療については自らも調べていた（下線❷）が，事例Aと同様，毎回入院すると症状が改善し仕事にも戻れていたことから，あまり危機感をもっておらず，医師がいうことは大げさだと考えていたようなところがあった．しかし，今回はICUに入室したことや，医師からターミナル期であり，またCRT-Dの適応についての説明を受けた（下線❶）ことで，これまでとは違う，という気持ちを抱いた患者Bであった．

　家族は過去にもiPS細胞や心移植の適応について，医師にその可能性を問うことがあった．現場ではまだ多くはないが，こうした治療について情報を十分に得て，医師・看護師に質問をしてくる場合もある．詳細は医師が説明をすることにはなるが，ある程度，治療方法に関しては循環器病棟に務める看護師として，概要は知っておく必要がある．

　また，今回はデバイス治療を行うということを家族が希望し，患者B本人は手術はしたくないと意思が異なっていた．デバイス治療は心不全を完治させるものではなく，不整脈に関する治療である．手術自体のリスクも当然あり，手術による効果と起こりうる合併症を同時に考える必要がある．医療機器類を装着する際に，これは何を改善するために使用しているということが理解できるよう，本人に説明をしておく必要があるが，高齢者ではその理解が難しく継続が困難であったり，装着により完治したなどと理解をしていたりする場合もある．患者Bはこの理解については非常によく（下線❸），自身で最期の治療の選択をしたいと述べていた．患者Bは手術に拒否的反応を示していた理由の一つとして，医療機器停止の判断を家族に委ねるという負担をかけることをあげている．特に終末期にさしかかっている場合は，医療機器の植込みにおいては，患者・家族への十分な説明と医療機器停止に関するACPも重要となる．

　最後に患者Bは，まったく状況が改善せずに退院が延期し，このままでは自宅に帰れないという思いから，手術を受けることを決意し，最終的にはCRT-Dの植込みを自身で決意した．このように患者が一度決定したことを変更することはよくある．意向のゆれに付き添い，その変化の過程を家族間，医療者間で共有する．ここで再度，医療者はケアの目標を再確認することがポイントである．この時期，患者Bのケアの目標は生命・寿命の延長から，QOLの重視に変化している．家族のCRT-Dの植込み希望は生命の延長であったが，患者Bはその期待よりも一時的にでも自宅に帰るための第一歩ということであったと考える．実際に治療方針を決定する医療者間のカンファレンスでも，すでに植込みの時期としては遅いのではないかという意見もあった．しかし今の患者Bが自宅である程度まとまった時間を過ごすためにはこの方法がベストであり，QOLを高めるための治療としてのCRT-D植込みが実現した．

心不全患者におけるACPの過程での看護師の役割

　ここまで当院での取り組みや実際にかかわった事例などを述べてきたが，ACPの過程における看護師の役割をまとめる．ACPにおいて重要なことは，本人自身がどのようにこの先，生きたいのかという希望，つまり意思を明確にすることである．療養生活の経過の中で入院，外来のいずれも患者のそばでその時々の状況を把握し，患者の意思を確認できるような対話をもつことができるのは看護師であると考える．患者が自身にとっての最善を選択できるよう，本人のこれまでの価値観や意思，家族やキーパーソンとなる人の希望，病状，治療法などを総合的にとらえ，このうちどの部分の情報が不足しているのかをアセスメントし，見極める役割が求められる．そして不足している部分を明らかにし，その欠けているピースが埋まる方法を検討することが必要である．どのタイミングで，どこに働きかければ，あるいはどのような場を設定すれば，不足している情報が得られるのかを考え，患者を支えるチーム構成員とともに検討する．この時には患者にとっての最善というキーワードが，医療従事者や家族にとっての最善に偏らないように看護師はチーム内での基軸をしっかりともつことが重要である．

コラム③ 心臓リハビリテーション（当院の取り組み）

　ある程度病状が改善した患者を対象に心臓リハビリテーションを実施している（図5）．心臓リハビリテーションとは，急性心筋梗塞後の患者や心臓血管外科手術後の患者を対象に実施している運動療法のことである．心不全患者も対象であり，医師，理学療法士，看護師などでチームを組み，患者の状況に合わせてエルゴメーターを用いた有酸素運動を中心に行い，Borgスケールを用いて運動強度の評価を行っている．心臓リハビリテーションは，心臓の機能改善につなげることはもちろんであるが，病状が改善し心不全に対する患者の思いを確認するには非常によいタイミングの時期である．今までの生活習慣を振り返り，今後の生活をどのように考えていくのか医療者側と話し合うことは，まさにACPにつながる内容である．

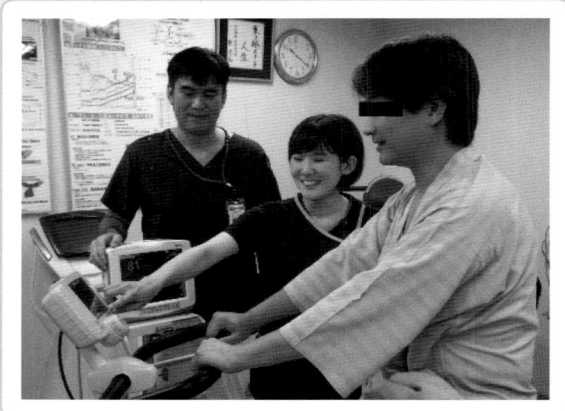

図5● 心臓リハビリテーションの様子

コラム④ 外来ユニット制（当院の取り組み）

　入退院を繰り返す患者に対しては，入院中だけのかかわりではなく，外来通院時にも看護師が介入を行っている．当院は「外来ユニット制」を取り入れており，病棟看護師が外来業務も担っており，入院中にかかわった看護師が外来で患者対応も行っている．医師の診察前に時間をとり，退院後の生活で体調の変化はみられないか，退院時に行った退院指導が日常生活にどのように活かされているのか，新たな質問や疑問が聞かれないかなど個別面談を行っている．自分たちの行った看護を自分たちで評価する体制でもある．外来診療という限られた時間の中ではあるが，退院後に感じた人生設計や価値，自己概念の修正などを共有する場として，ACPを話し合う場としても有効的に活用していきたい．

コラム⑤ 心臓リハビリテーションカンファレンス（当院の取り組み）

　毎月，退院した患者を対象として「心臓リハビリテーションカンファレンス」を実施している（表1，図7）．心不全患者において，心臓リハビリテーションを行い退院に至った患者を中心に，医師，看護師，理学療法士を中心に入院中のかかわりを振り返っている．最近では，栄養士や薬剤師からも入院中のかかわりを共有する場となっている．それぞれの職種のスタッフがどのような介入を行い，どのような経過で退院に至ったのかをディスカッションしている．個別性を尊重し，今後の外来でのかかわり方を含めた意見交換を行っている．

表1● 当院における心臓リハビリテーションカンファレンス一覧（2020年1月〜2021年2月）

	カンファレンス症例	参加人数	
50回	入退院を繰り返す虚血性心不全患者の1例	15名	
51回	腎炎合併が疑われる初回心不全患者の1例	15名	
52回	心臓外科手術後縦郭炎で長期入院を余儀なくされた1例	20名	
53回	ARDSで人工呼吸器離脱困難である1例	25名	栄養部加入
54回	サルコペニア肥満？　初回af心不全の1例	16名	
55回	壮年期肥満患者の初回心不全発症の1例	24名	
56回	拡張型心筋症終末期の1例	20名	薬剤部加入
57回	虚血性心筋症の1例	22名	
58回	慢性心不全終末期患者の1例	22名	
59回	高度肥満心不全患者の1例	19名	
60回	高度肥満心不全患者の1例（外来での経過を踏まえて）	19名	
61回	カテーテルインターベンションと和温療法で治療した重症下肢虚血の1例	17名	
62回	若年発症の初発難治性心不全の1例	22名	
63回	集学的治療導入も心不全入院を繰り返した1例	22名	

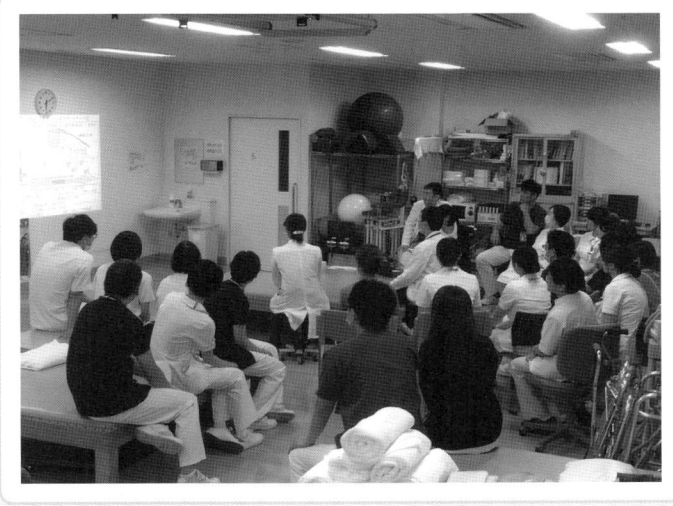

図7● 心臓リハビリテーションカンファレンスの様子

ACPを考えるきっかけのためのとっさの会話例

　心不全患者においては，病院で勤務する看護師が実際にACPを意識したかかわりが行えるのは入院後の場面が多い．患者自身も体調に変化をきたして入院をしたというタイミングは，初回入院，数回目の入院のいずれにおいても，自身の生活や今後の生き方を見直す機会となるため，このタイミングを患者とともにACPを考える機会としたい．

　病棟で勤務する看護師であれば，誰もが入院患者に病状や自身の身体状況の理解を確認するだろう．その時に，**「医師からはどのような話がありましたか？」**，**「心不全がどのような病気かわかりましたか？」**，**「今回，悪化したことについては何か思いあたることがありますか？」**，**「退院後はどのようなことに注意しましょうか？」**など，ACPという文言自体を使わなくても，患者自身が疾患や今後の生活について考えていることを知ることができる．この内容を多職種で共有できるよう，看護記録に残す．記録の内容をきっかけに，また別の看護師が新たな会話を続け，総論が各論となるように話の内容を徐々に抽象化から具体化していくとよい．

　よく，「入院すれば数日でよくなる」や，フローチャートを示しても「自分には当てはまらない」という患者もいるが，そのような時に筆者は家族や友人などを巻き込み，**「最近○○さんの様子でこんなことはなかったですか？」**など，入院前の生活の中で起きていた事実を本人を交えた場で第三者にあえて語ってもらう．その事実を患者と共有し，退院後の生活の見直しや，今後の治療などの話につなげている．また，「放っておいてくれ．自由に生活したい」という患者がいる場合には，自由な生活は症状コントロールなくしては叶わない，と症状緩和の方向に目が向くように話をすることもある．

　入院は人生のターニングポイントとなる出来事であり，看護師にとっては患者の生活の状況を昼夜問わず，継続的に観察できる機会である．患者を支える医療チームと患者・家族との間で，疾病経過の段階の共有や，療養生活を含めた人生設計の見直しを行う手助けを少しでも行えたらと考える．患者が自身にとっての最善を選択し，生きたいように生きることができるよう，多くの看護師が多職種と患者の架け橋のような存在となって支えることを期待する．

◉ **引用文献**

1) 厚生労働省：政策統括官（統計・情報政策，政策評価担当），平成29年人口動態統計白書
2) 真坂知紗子ほか：心不全患者のアドバンス・ケア・プランニングに関する看護師への意識調査．東邦看護学会誌 **18**：36，2020
3) 鈴木微笑子ほか：慢性心不全患者の疾病の受け止め方に関する実態．東邦看護学会誌 **16**：39，2018
4) 厚生労働省：人生の最終段階における医療・ケアの決定プロセスに関するガイドライン．＜https://www.mhlw.go.jp/file/04-Houdouhappyou-10802000-Iseikyoku-Shidouka/0000197701.pdf＞（2022年1月1日閲覧）

◉ **参考文献**

• 心不全の緩和ケア―心不全患者の人生に寄り添う医療，大石醒悟ほか（編），南山堂，2014
• 実践・心不全緩和ケア，柴田龍宏ほか（監），日経メディカル（編），日経BP，2018

Ⓒ 呼吸不全

❶ 背景と疫学

　呼吸不全とは，室内気吸入時の動脈血酸素分圧が60 Torr以下となる呼吸障害，またはそれに相当する呼吸障害を呈し，意識障害，呼吸数の増加，呼吸困難，チアノーゼなどの症状をきたす異常状態のことである．本項では世界的に増加している慢性閉塞性肺疾患（chronic obstructive pulmonary disease：COPD）を中心に説明する．

　COPDは，従来，慢性気管支炎や肺気腫と呼ばれてきた病気の総称である．COPDの原因は，タバコ煙，大気汚染物質の吸入，職業性の粉塵や化学物質の曝露，受動喫煙，呼吸器感染症などがあげられている[1]．

　COPDの死亡率は高く，世界保健機関（WHO）によると，世界の全死亡者数の6％である300万人以上が亡くなり，死因の3位となっている．増加の原因は，高齢化や高喫煙率の国々の影響と予測されている[2]．

　近年，本邦のCOPDによる死亡者数は頭打ちになっていたが，再び増加傾向となり，2019年は1995年以降で最高値となる約18,000人[3]であった．COPDは喫煙から20年近く経過し発症することから，過去の高い喫煙率が現在の死亡者数増加の原因と考えられている．

　2017年の患者調査[4]では，COPDで治療中の患者は26万と推測され，2011年の22万人と比較すると増加傾向にある．2001年に発表された疫学調査では，日本人の40歳以上のCOPD有病率は8.6％，患者数は530万人と推定[5]されており，多くのCOPD患者が見過ごされていると考えられている．

　長期の喫煙という生活習慣によって生じる疾患で，患者数も増加傾向にあることから，「健康日本21（第二次）」では，COPDが循環器疾患，糖尿病と並ぶ疾病対策の主要な疾患として取り上げられ，対策が講じられているところである．

❷ COPDの軌跡と求められるACP

　COPDの疾病の軌跡は，慢性の経過をたどりながらも急性増悪を繰り返しながら肺機能の低下が緩徐に進行し，増悪をきっかけに致命的な状態に陥ることが多く，予後を推定すること

が難しいことが特徴である．つまり，増悪し入退院を繰り返すたびに，肺機能と自立度が低下していくこととなる（図1）[6]．

　COPDは呼吸困難感が生じる頻度が非常に高い．また不安，抑うつも高いとされているため，安定期から繰り返し今後のことを話す機会をもつことが非常に大切である．

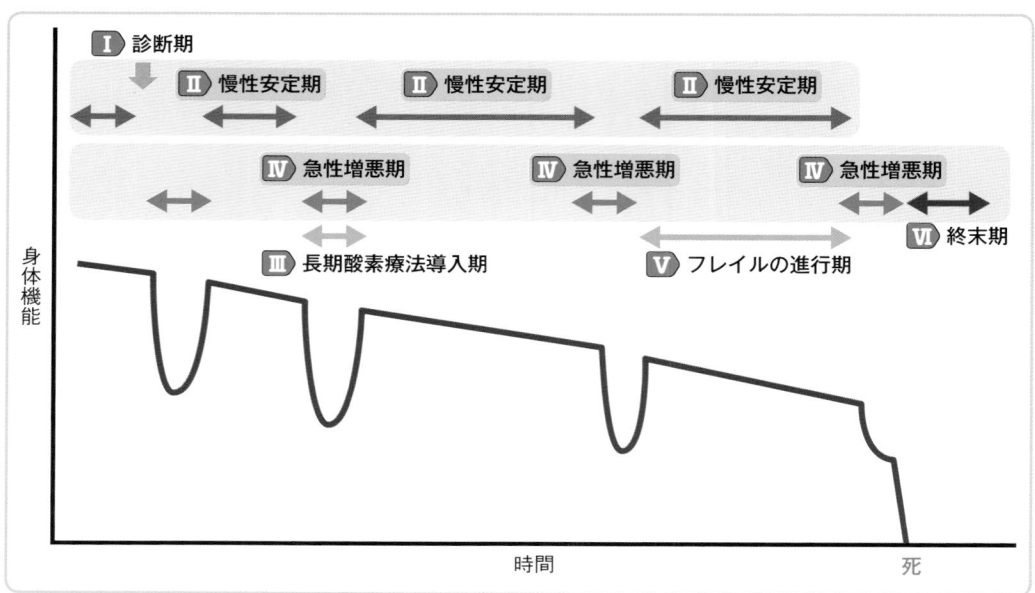

図1● ACPの観点からみるCOPDの軌跡
［Lynn J：JAMA **285**：925-932, 2001を参考に作成］

表1● COPDにおける医療者と患者のACPを阻む潜在的な要因

医療者に関連した障壁	予後予測が不明瞭で，終末期への移行が不明瞭な独自の病みの軌跡
	ACPはCOPDの初期に始まるべきだという認識の欠如
	進行したCOPD患者は治療の制限を望まないという誤った考え
	早期のACPは必要のない不安や抑うつにつながるのではないかという懸念
	早期のACPが患者の希望を奪うことへの懸念
	入院患者や集中治療室での終末期の話し合いは，ACPにとってふさわしくないという考え
	外来患者と治療の選択肢，人生の価値観，嗜好について話し合うための時間と診療報酬の不足
	ACPや終末期ケアコミュニケーションにおける医療者の研修不足
	慢性呼吸不全の診断の遅れ
	COPDの治療に支障をきたす複数の合併症の存在
患者に関連した障壁	必要な時に医療者がACPの議論を開始するという思い込み
	COPDとその経過・予後に関する教育の欠如
	見捨てられることを恐れたACP議論の回避
	症状の悪化が，病気の悪化ではなく，老化によるものだろうという思い込み
	貧弱な医療リテラシー
	喫煙による病気への罪悪感

［Patel K et al：Respirology **17**：72-78, 2012を参考に作成］

　COPD患者のアドバンス・ケア・プランニング（ACP）を阻む潜在的な要因（**表1**）[7]として，予後が予測しづらいことに加え，医療者が早期のACPに抵抗をもっていることがあげられている．また，患者は疾病の経過・予後に関する知識不足や，自分が長年喫煙をしてきた結果からの病気であるために罪悪感をもっていることがACPを阻んでいる原因と考えられている．この結果から，先が予測しづらい疾患であるからこそ，患者に知識・情報を十分提供しながら，ACPを行う必要がある疾患といえる．

　長い経過を，Ⅰ．診断期，Ⅱ．慢性安定期，Ⅲ．長期酸素療法の導入期，Ⅳ．急性増悪期，Ⅴ．フレイルの進行期，Ⅵ．終末期と分け，かかわるポイントについて以降に解説する．

経過別アドバンス・ケア・プランニング

Ⅰ 診断期

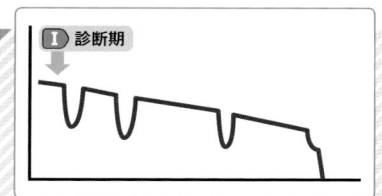
Ⅰ 診断期

概説

a. 特徴/目の前にいる患者の見分け方・基準

診断の際，COPDとは簡単にいうとタバコ肺だと伝えると，長年の生活習慣から，まあそうだろうと納得する人が多い．「息切れの原因がわかってよかった」，「心臓がわるいわけじゃなくてよかった」などのポジティブな反応を示す人も少なくない．そのような発言をする者は，COPDがどのような病気かわかっておらず，今後の見通しが立っていない可能性が高い．

b. 分かれ道と選択肢（図2）

まずは，喫煙者には禁煙を勧めることととなる．この時期は，選択肢の提示というよりは，いかに病気を知ってもらうかが大切となる．禁煙をしてもらわないと治療が進められないことを強調する．

c. この時期のACPで重要なこと

がんと違って，COPDの認知率は27％[8]と低く，COPDと診断されたとしても今後のイメージを描きづらい患者が多い．診断時には，COPDがどのような病気であり，これからどのように進行していくか，また，どのような治療があり，どの程度，症状や生活の質（QOL），予後が改善するのかを丁寧に説明する必要がある．壊れた肺胞は元に戻せないが，まずはタバコなどの危険因子を回避し，薬物療法，呼吸リハビリテーションで，症状やQOLの改善を目指し，これ以上の悪化を防ぐことが有用であると認識してもらうことが重要となる．

外来で告知されることがほとんどであるが，今後，繰り返し，病をもちながらどのように生きたいかを一緒に話す機会をもちたいことを伝え，ACPの布石を打っておくことが有用である．

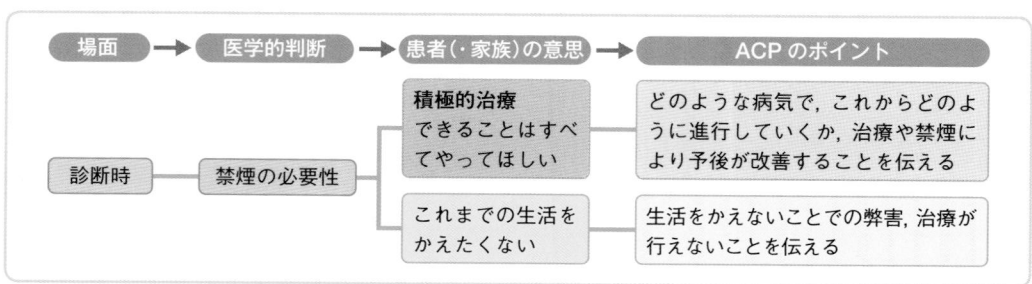

図2● 分かれ道と選択肢チャート（診断期）

問題の焦点と対応

　診断は外来で患者に伝えられることがほとんどであるため，医師だけで対応しているのが現状であろう．説明時から看護師がかかわることで，患者の理解や反応を確認することができ，治療の継続につながると考えられる．あらかじめ，外来看護師も同席できるように医師と連携しておく仕組みが求められる．外来看護師は，医師からの説明後に，患者自身に，医師からどのような説明を受けたか，どのように感じているかを語ってもらう機会を設けることが望まれる．そして，説明時の患者の反応を看護記録として残すことが医療チームのサポートとしての第一歩である．必要であれば，専門看護師や認定看護師につないでいくことも大切な対応となる．

経過別アドバンス・ケア・プランニング

Ⅱ 慢性安定期

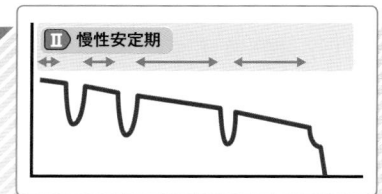

概説

a. 特徴/目の前にいる患者の見分け方・基準

　タバコのにおいがする，内服がバラバラに残っているなどは，禁煙など自己管理が行えていない可能性が高い．

b. 分かれ道と選択肢（図3）

　慢性安定期には，しっかり治療をしたいという思いと今までの生活をかえたくないという思いで葛藤する．

c. この時期のACPで重要なこと

　COPDは最期をどう迎えるかという意思決定だけではなく，長期酸素療法の導入をどうするか，非侵襲的陽圧換気（NPPV）を使用するかなど，意思決定を求められる選択がいくつか存在する．呼吸困難感が生じている時は冷静な判断が難しく，患者自身の意思を伝えにくいことや，予後が予測しづらい疾患であるため，症状が安定している外来から日常的に繰り返し話し合う機会をもつことが大切である．

　この時期は主に外来でのかかわりとなるため，あらかじめ医師の診察後に看護師との面接時間を設定しておくなどの工夫が必要となる．

　COPD患者の75％が「死について話すよりも，生きていることに集中したい」という報告[9]もあり，残された人生をしっかりと生きるために，どのような支援ができるかという視点でACPを進めていきたい．

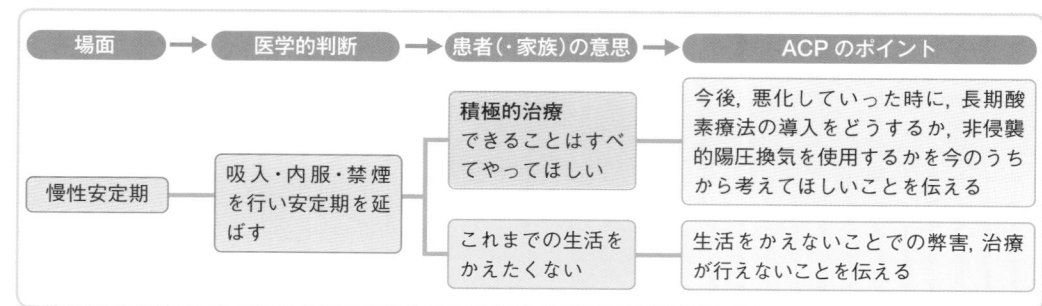

図3● 分かれ道と選択肢チャート（慢性安定期）

問題の焦点と対応

　慢性安定期では，まずは外来治療を継続してもらうことがポイントとなる．症状が軽い咳や痰のみであれば，それほど外来治療継続の必要性を感じることがなく，通院を中断してしまう患者も多い．症状の改善は予後の悪化を防ぐことにもつながるため，疾患と「長く付き合っていく」という意識をもってもらうことが重要である．

　また，選択時だけでなく，安定期からかかわることで，患者の価値観や信念を把握することができる．看護記録などに残し，医療者で情報共有できるようにしておくとよい．

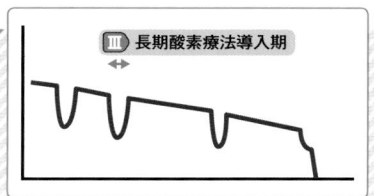

経過別アドバンス・ケア・プランニング

Ⅲ 長期酸素療法導入期

概説

a. 特徴/目の前にいる患者の見分け方・基準

　　長期酸素療法（long-term oxygen therapy：LTOT）の社会保険の適用基準としては，高度慢性呼吸不全の患者が適応となり，PaO_2が55 Torr以下，およびPaO_2が60 Torr以下で睡眠時または運動負荷時に著しい低酸素血症をきたす者と定められている．

b. 分かれ道と選択肢（図4）

　　LTOTを実施するかの意思決定を行う．基本的には一度導入すると，一生酸素療法を行うこととなる．生活に影響を与えるため，患者に酸素療法を行うか否かを決定してもらうこととなる．

　　また，LTOT時の喫煙に関連した火災事例が多く発生している．喫煙は原疾患の増悪につながるばかりでなく火災事故の危険性があることを十分に伝える必要がある．

c. この時期のACPで重要なこと

　　病状が進行してくると，生命予後の改善，QOLの向上，運動耐容能の改善を目的にLTOTの導入が推奨されている．ACPは，病状の悪化や大きな身体機能の低下があった時に有効とされているため，LTOTの導入時は，ACPのタイミングの一つといえる．

　　しかし，LTOTの導入は生活を大きくかえるため，悲観を伴う衝撃を体験している患者も多い．「他人の目が気になる」，「恥ずかしい」，「家でもひもに引っ張られて犬みたい」，「しんどくないし，酸素なくても大丈夫」というネガティブな思いを抱いている患者も少なくない．LTOTの導入にあたり，短い入院期間で手技を獲得していかねばならず，今後の生活に目を

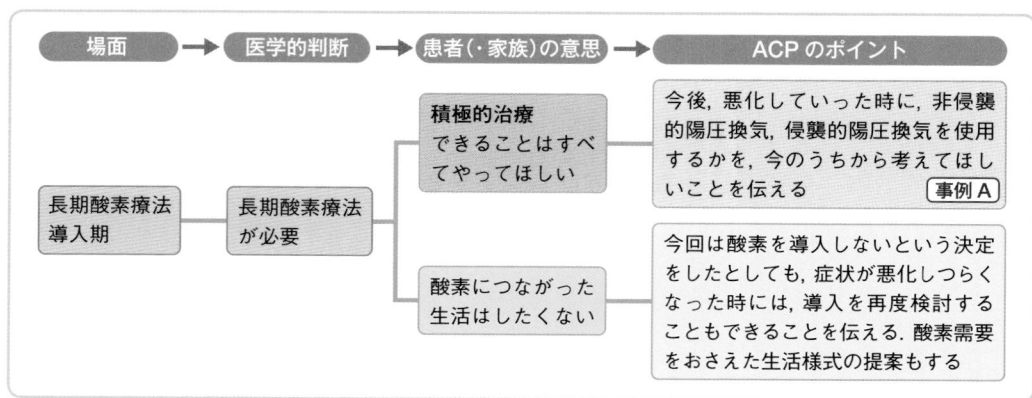

図4● 分かれ道と選択肢チャート（長期酸素療法導入期）

向ける余裕がない患者も散見される．また，COPDの患者は症状に乏しい患者も多く，LTOTの導入の目的を理解することが難しい．長期予後を改善するという一般的な目的を伝えるだけでなく，今後，患者はどのように生きたいのか，患者自身の人生での目的・目標と合わせて，その患者にとってのLTOTの導入目的を理解してもらうことが重要である．

COPDの重症度が高くLTOTを必要とする段階になっても，多くの患者が，生命を脅かす病気にかかっているという事実を知らず，自分の状態を正しく伝えることができないという報告[10, 11]もある．自覚症状に乏しい慢性疾患であるため，繰り返し病状を説明していく必要がある．

問題の焦点と対応

LTOTは，患者に酸素をつけながら生活するというわずらわしさをもたらす．導入したとしても，適切な継続が難しい治療の一つである．LTOTの導入を検討する際には，目的を丁寧に説明する必要がある．

これから紹介する事例は，LTOTの導入目的で入院となった事例である．LTOTの導入を患者がどのように受け止めているかを聞きながら，看護師は患者の人生にとってLTOTがどのような意味をもたらすのか対話の中で深めていく．そして，さらにACPを意識し，今後どういう人生を送りたいかを患者に考えてもらう機会になるよう方向づけているので参考いただきたい．

事例A LTOT導入の場面

患者A：65歳，男性．妻と二人暮らし．長男と長女は結婚している．5年前にCOPDと診断された．呼吸困難感の自覚は強くないが，PaO_2が60 Torrで以前よりは歩いた時に呼吸困難感が出現するようになってきたため，LTOTの導入目的で入院となった．

（会話：LTOTについての指導を一通り終えたところでの場面）

看護師 酸素の取り扱いについて説明しましたが，いかがですか．お家で使えそうですか．

患者A これがなくてもまだ大丈夫だと思うんだけどね．酸素をつけちゃうと，肺を甘やかしてしまう気がするよ．

看護師 肺は無理をさせてはだめなんですよ．決して甘やかしているわけではないです．体に必要な酸素が取り込めていないので，酸素を与えているんです．LTOTは予後を改善するというデータもあります．Aさんは自覚症状が少ないので必要性を感じないかもしれませんが，SpO_2の値をみていると，酸素を吸いながら歩いたほうが，値があまり下がってないのがわかりますよね．

患者A ずっとつながれる生活になるのは抵抗があるよね．でももうちょっと長生きしたいから仕方ないかな．

看護師 Aさんは，ボランティア活動も積極的にされているので，酸素をもっての生活に

抵抗があるんですね．Aさんはこれからの人生をどのように生きたいと思われていますか．

患者A ちょっとずつでも今のボランティア活動は続けたいんだよね．仲間とご飯食べたりが楽しいんだよね．

看護師 生活や療養のうえで一番大切にしたいと思われていることはどんなことですか？

患者A なんだろうねえ．考えたことないね．

看護師 逆にこれは嫌だというものはありますか．息苦しいのは嫌だな，とか．

患者A 息苦しいのは嫌だよね．つらいのだけはなんとかしてもらいたいよね．

看護師 もしもの時のことについて，これから相談をしていきたいと思うのですがよろしいですか？　Aさんだけでなく，皆さん，入院された時にお聞きしています．万が一体調がわるくなった場合，ご自分の希望を医療従事者に伝えることができなくなることがあります．そのような時，Aさんが大切にしていることがよくわかっていて，Aさんのかわりに治療などの判断ができる方はどなたになりますか？

患者A 妻かなあ．でもまだそれなりに元気にやれてるからね．ピンとこないよね．

看護師 Aさんが望む医療やケアについて前もって考えておくことは，Aさんが自分の気持ちを話せなくなった「もしもの時」に，ご家族が医療を選択しやすくなります．ご家族の心のご負担も軽くできますよ．退院されたら，ご家族に気持ちや思いを伝えることを意識することから始めてみるとよいですよ．

患者A うーん．

看護師 病をもった中でもAさんらしく生活していただくために，またお話する機会をもたせてくださいね．

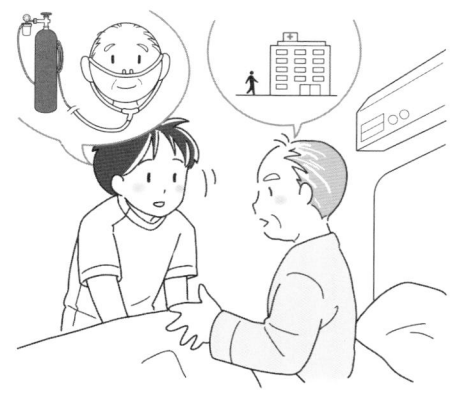

事例解説 A

　慢性疾患は外来治療が基本であるため，LTOTの導入のため入院する機会というのは，ACPのよいタイミングの一つである．患者Aは自覚症状に乏しく，LTOTの必要性もまだ本当には理解できていない．

　本事例は，ACP初回であったが，患者Aはこちらが期待するような発言をすることはなかった．ACPは繰り返し話し合うプロセスである．1回で完結する必要はないため，たとえこちらが期待するようなよい反応が得られなかったとしても，看護記録に残しておき，また話し合えるように本人に伝えておくとよい．患者Aは今回の対話を通してすぐに具体的なことは考えられなくとも，後々，じわじわと効いてくることが多い．

　踏み込んだ対話をせず，状態がわるくなった時にはじめてもちかけるよりも，比較的症状が安定している時から繰り返し話すことが大切である．また，どのように最期を終えたいかを決めるための話し合いではなく，病をもちながらの生活を充実させるために話し合うという姿勢を伝えることも重要である．人生について話し合うというのは家族同士でもハードルが高いと感じる者がいるため，本事例の看護師は，日頃の何気ない会話の中で，家族に気持ちや思いを伝えるという簡単なことから始めてみるよう提案している．

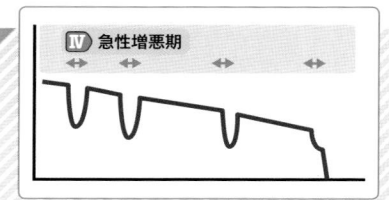

> 経過別アドバンス・ケア・プランニング

Ⅳ 急性増悪期

概説

a. 特徴／目の前にいる患者の見分け方・基準

　　急性増悪は，息切れの増加，咳や喀痰の増加，胸部不快感・違和感の出現あるいは増強などを認め，安定期の治療の変更あるいは追加が必要となる状態である．

b. 分かれ道と選択肢（図5）

　　急性増悪時は緊急性が高いことが多いため，できれば急性増悪の前にどのように治療をしたいかを話し合っておきたい．しかし，それができていない時は，主に，人工呼吸器をどうするか，NPPVを行うか，あるいは侵襲的陽圧換気まで行うかを選択することとなる．医師が可逆的であると判断すれば，侵襲的陽圧換気まで行うこともある．

c. この時期のACPで重要なこと

　　COPD患者の入院理由は，主に急性増悪や肺炎，続発性気胸などであり，ほとんどが緊急入院となり，入院時にゆっくりとACPを行うことはほぼ不可能である．急性増悪により一気に終末期を迎えることもあるが，多くの場合は，急性増悪から回復し，また急性増悪をし……，と入退院を繰り返すことが多い．がん患者は，比較的最期まで意思決定能力が保たれることが多いが，意思決定能力が低下した後は再び元の状態に戻ることは少ない．しかし，慢性呼吸不全患者の場合は，CO_2ナルコーシスにより意思決定能力が低下したとしても，薬物療法と換気

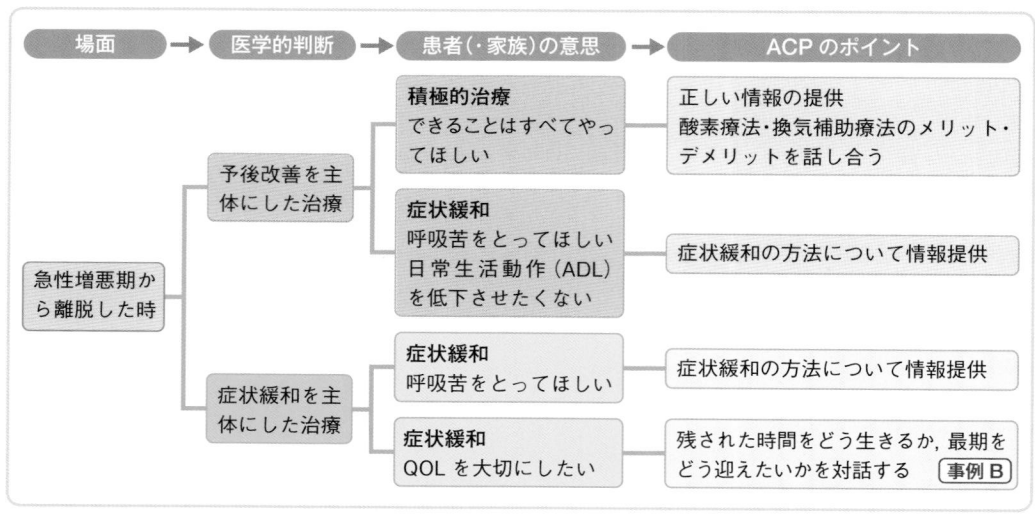

図5● 分かれ道と選択肢チャート（急性増悪期）

補助療法により再度意識レベルが改善する可能性がある．急性増悪から改善した時が，患者の身に差し迫った問題ととらえることができるので，今後のことを話し合うよいタイミングとなる．今後どのように生きていきたいか，どのような治療を受けたいか，具体的には救命救急処置や人工呼吸器の適応について話し合っておくとよい．

　このタイミングを逃すと，患者自身の意思決定の機会を逃し，次の急性増悪時に本人の意思がわからず，家族の代理意思決定により人工呼吸器療法を行い，伝えたいことがあったのに……，と後悔を招くこともある．急性増悪から回復した時は，ここぞとばかりに家族を含めて今後の生き方について話し合っておくことがとても重要である．

　一般の方にとって，人工呼吸器はイメージができないため，動画や写真をみてもらう，実際の気管内チューブや気管カニューレに触れてもらうなど理解が深まるような工夫が必要である．挿管中は会話や食事ができないことも必ず伝え，決して楽な治療ではないことを家族も理解できるように説明していく．

問題の焦点と対応

　急性増悪期には，治療方針について短時間での意思決定を求められる．できれば急性増悪期に至る前に話し合いを進めておきたい．また，急性増悪期を脱することができた場合は，ACPのチャンスであると認識するとよい．

　これから紹介する事例は，何度か急性増悪を繰り返し徐々に機能が低下している患者が，急性増悪から回復した場面での事例である．悪化のイメージがつきやすいこの時期に，今までの治療を一緒に振り返りながら，今後どのように生きていきたいかという患者の思いを看護師がいかに引き出そうとしているかに着目し，読んでいただきたい．

事例B　急性増悪から回復した時の場面

　患者B：82歳，男性．軽度の認知症．妻と長女夫婦の4人で暮らしている．20年前にCOPDと診断され，10年前からはLTOTを導入していた．今回の入院は，誤嚥性肺炎をきっかけにCOPDの急性増悪に陥ったため，薬物療法と補助換気療法としてNPPVを装着した．

（会話：CO_2ナルコーシスが改善した時の場面）

看護師 よくなってきてよかったです．Bさん，入院の間隔が短くなってきましたよね．先生も何度かおっしゃっていたと思いますが，今後も同じようにわるくなることが予想されます．もしもまたわるくなったとしたら，今後どのような治療を受けていきたいか具体的な希望はありますか？　逆に今後これだけはしたくないということはありますか？

患者B できるだけ家で過ごしたいんだよ．入院の回数が多くなってきたから先が長くないことはわかってる．病院は嫌いなんだ．呼吸がつらいのだけはなんとかしてもらって．あとは好きなものを少しでも食べながら家にいたいんだ．機械をつける

のは嫌なんだ．あのマスクつけているのも楽じゃないんだよ．

長女 そうよね．お父さん，ずっといってるもんね．でも家で何かあったら困るもんね．

看護師 長い期間，ご家族と一緒に病気と付き合ってこられましたものね．20年前からですよね．20年前というとお仕事を引退された頃ですか．

患者B そうそう．私は仕事一筋だった．あの当時は職場でタバコを皆吸っててね．職場は煙でモクモクだったよ．引退して，さあ，これから余生を楽しむぞという時に息切れが出てきてね．病院にいったら，タバコ肺だって．なんかよくわからなかったけど，がっくりきたねえ．10年前に酸素をつけるようになったでしょ．酸素が，ウシの鼻輪みたいに引っ張られる感じにみえてさ．恥ずかしくて近所を歩きたくなかったよね．旅行もいってよいよとはいわれたけどさ．これもってじゃ，ちょっとな．最初は，酸素吸っててもそれほど効果がわからなかったしな．つけたりはずしたりしてたよ．でも入院するたびに，酸素つけろつけろといわれたからさ．最近はずっとつけてるね．風邪もひかないように気をつけてるしね．昔は，しんどくなっても入院したら元のようによくなってたけどね．最近は入院が多くなってるし，前より休まなきゃ動けなくなってる．だんだん弱ってると感じてるよ．

長女 前より動けなくなってるよね．確かにね．おむつもはくようになったしね．

看護師 長い期間，息苦しさと付き合いながら，本当によく治療を頑張ってこられたんですね．

患者B そうだな．もういいよな．

看護師 苦しいのはご本人ですもんね．Bさんは今からやりたいことはありませんか．やり残したことというか．

患者B 家でゆっくりしたい．お酒をちょっと飲みながらね．

長女 私たちでみれるのかしらね．働いてるしね．家族みんなで話し合ってみます．

看護師 先生とソーシャルワーカーにも相談して，どのようなサービスが使えるか一度聞いてみますか？

　この後，担当医師とソーシャルワーカーに患者と家族の思いを伝えた．ソーシャルワーカーが妻，長女，長女の夫，次女と面談した結果，在宅では訪問診療，訪問看護，週5回のヘルパーをサービスとして利用できることがわかった．NPPVで回復していた患者Bであったが，2日後に再度，誤嚥性肺炎から急性増悪を生じCO_2ナルコーシスのため意識レベルの低下をきたした．NPPVは装着しないと決めていたので，今回は装着せず，薬物療法とネーザルハイフローで経過をみたところ，翌日にはCO_2ナルコーシスが改善した．再発を防ぐために，経口摂取を中止し胃管を挿入していたが，患者Bは何度も自己抜去をした．また，荷物をまとめ，帰ろうとする様子もみられた．家族はこの姿をみて，残された時間が多くないと認識し，本人が嫌がっている入院治療はやめ，在宅医療へ切り替えることを決意した．看護師は，家族に酸素の使い方と，状態がわるくなった時のために，お

むつ交換，清拭の方法を教えた．ソーシャルワーカーは往診可能な在宅医，訪問看護ステーションなどをみつけ，在宅医療を受けられるよう調整を行った．退院前には，主治医，病棟看護師，在宅医，訪問看護師，ヘルパー，ケアマネジャー，家族に加え，本人にも参加してもらい，家に帰る準備を整えていった．

事例解説Ｂ

　何度か急性増悪を繰り返し徐々に機能が低下している患者Ｂに，急性増悪から回復したタイミングで看護師は今後のことについて尋ねることにした．急性増悪から回復した時は，次の悪化がイメージしやすく，話を聞きやすい．今後どのように生きたいかを聞くために，看護師は患者・家族とともにこれまでの治療を一緒に振り返ることとした．何度も急性増悪を経験し，少しずつ日常生活動作（ADL）が低下していることで本人は先が長くないことを自覚していた．そして，家に帰りたいという意思を明確にもっていたが，これまでの経過を振り返ることで，やれることはやったという気持ちを表現した．

　家族は，意思を明確にしていた本人の思いを叶えてあげたいという思いをもちながらも，自分たちだけでは対処できない不安から在宅医療への切り替えに積極的になれていなかった．しかし，急性増悪の頻度が非常に増えたことで，家族の力を結集し患者Ｂの思いを叶えようと覚悟が決まったようであった．これまでの長い経過の中から，患者Ｂが何度も意思を明確に発言していたことが家族の背中を大きく押すことにつながった．

　慢性疾患という特徴から，これまでの長い治療経過を一緒に振り返ることで，これまでの歩みを確認し，今後どうしたいかを考えてもらうきっかけにすることができる．

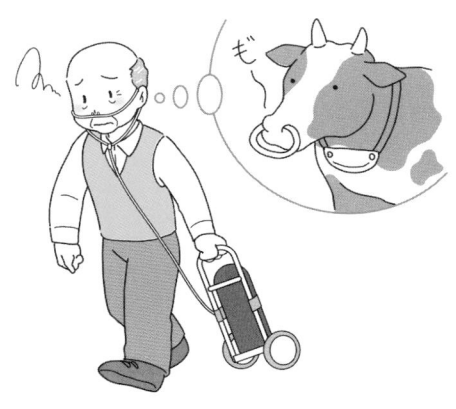

経過別アドバンス・ケア・プランニング

Ⅴ フレイルの進行期

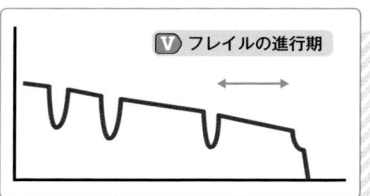

概説

a. 特徴/目の前にいる患者の見分け方・基準

体重減少, ADLの低下, 他者への依存度の増大を認める.

b. 分かれ道と選択肢（図6）

フレイルが進むと訪問診療などの在宅サービスの導入を検討する時期となる. サービスを入れながら在宅で暮らしていくのか, 通院・入院加療をメインに暮らしていくのかが選択肢の一つとなる.

c. この時期のACPで重要なこと

フレイルとは, 加齢に伴う予備能力低下のため, ストレスに対する回復力が低下した状態である. 高齢化している呼吸器疾患患者において認知症, 尿失禁, 転倒などとともにサルコペニア, フレイルの合併が多い. COPDは呼吸困難だけでなく, 慢性的な炎症性疾患として筋肉量や筋力, 身体機能の低下が全身性に進行する. 身体活動量の低下, 摂取エネルギー量の減少, 安静時のエネルギー需要の増大から, エネルギー量にアンバランスが生じる. 身体活動量が減ることで筋肉量や筋力が低下してサルコペニアを発症すると, さらに活動量が減り予備能力が低下していく.

ADLの低下により他者への依存度も高くなってくるため, 訪問診療や訪問看護・介護など在宅サービスの導入も検討する時期である. 患者自身が衰えを感じ, 新しいサービスを導入する時期は, 今後のことを考えるよいタイミングである. 残された人生をどのように生きたいか, 今後悪化した際, 救急搬送を希望するかも含めて話し合っておくとよい. 人工呼吸器の装着を希望している者には, 写真や動画などで具体的にイメージがもてるよう, 情報提供をしておくと意思決定を行う一助となる.

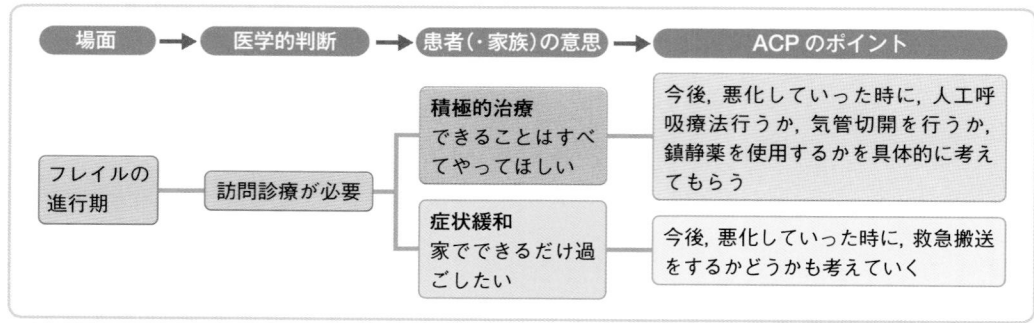

図6● 分かれ道と選択肢チャート（フレイルの進行期）

問題の焦点と対応

　　フレイルの進行期では，少しでもフレイルの進行を防ぐよう呼吸リハビリテーションなどを行いながらも，今後の展開を予測しつつ終末期を念頭においた話し合いをもつ時期である．患者を主体に1回ではなく繰り返し，多職種で話し合える機会をもちたい．

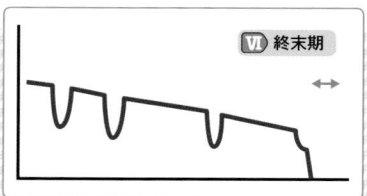

経過別アドバンス・ケア・プランニング

Ⅵ 終末期

概説

a. 特徴/目の前にいる患者の見分け方・基準

　　終末期は，急性増悪による緊急入院が増えてきて，追加治療の選択肢がない状態である．

b. 分かれ道と選択肢（図7）

　　終末期は，救命を行うか否かが選択肢となる．これまで話し合ってきた患者・家族の望みを再度確認する時期である．

c. この時期のACPで重要なこと

　　COPDは肺がんと比べて短期予後が予測しにくい．増悪を繰り返し，ADL低下をきたした頃から終末期と判断することが多い．終末期のCOPD患者では，著しい呼吸困難とともにQOLが極度に低下する．さらに，増悪の頻度が高く，繰り返す入院とともに，骨格筋の廃用性萎縮と低栄養が進行する．肺がんに比べ，呼吸困難，ADL低下，抑うつの出現率が高いとも報告[7]されている．このような状態であるため，終末期になってから患者の意向を聞くには困難な状況である．終末期になる前に早期からACPを開始することが重要である．

問題の焦点と対応

　　COPDは予後を推測しづらいため，今は急性増悪期なのか，あるいは終末期であるのかを判断することが非常に難しい．そうした不確かさがある中で，最終末期の呼吸管理方法を含めて，どこで，どのように過ごすのかを意思決定する時期である．これまでに患者の意向が明確にされていたとしても，改めてどのような選択肢があるかを伝え，患者が大切にしていること

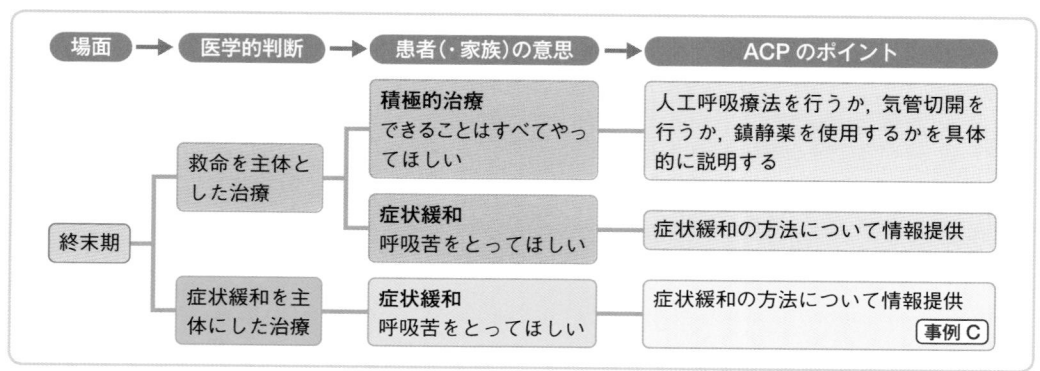

図7 ● 分かれ道と選択肢チャート（終末期）

や望んでいることを再度確認しながら意思決定を支援していく．

事例C　終末期の場面

患者C：76歳，男性．妻と二人暮らし．10年前にCOPDと診断され，2年前にLTOTを導入した．長い経過の中で医師と何度か話し合いをもち，急変時には蘇生をしないこと，NPPVは使用しないこと，呼吸困難感が出た時は苦痛がないようにしてほしいことを患者Cは表明していた．

本事例では，誤嚥性肺炎から呼吸状態が悪化し治療を進めてきたが，治療への反応がわるく，低酸素状態に対してはネーザルハイフローを使用していた．酸素化は改善することなく，呼吸困難感も出現してきた．医師は本人と妻に，酸素投与はネーザルハイフローまででNPPVは使用しなくてよいか，呼吸困難感に対しオピオイドを使用し苦痛の緩和を行うかについてメリット・デメリットを伝えながら，再度確認した．本人も妻も意思に変更はないと話した．

（会話：医師へ本人・妻が希望を伝えた後のベッドサイドの場面）

看護師 先ほど先生から改めてお話がありましたが，Cさん，酸素が勢いよく出るマスクをつけることは望まれないんですね？　苦痛を緩和するお薬も始めるということでよいですか．先生もお話しされましたが，お薬を使うと眠気が出てきて，ご家族とお話しする機会が減るかもしれません．Cさん，ずっと奥様と考えて決めてきたことですが，人の気持ちはゆれ動きますからね．いつでも変更できますよ．Cさんの希望をいつでも教えてくださいね．

患者C （呼吸困難感があるため，途切れ途切れに）　うん，いいよ．やれることはやったから．最近，急に弱った．家族も納得してる．とにかく，つらくないようにしてもらいたい．もう一度，妻に伝えたいことを話すから，それが終わったら楽にしてもらいたい．

看護師 わかりました．今まで頑張ってこられましたもんね．奥様とお話ができる時間が確保できることを今は大切にしますね．その後，つらくないようにお手伝いしていきます．気がかわったらいつでも教えてくださいね．

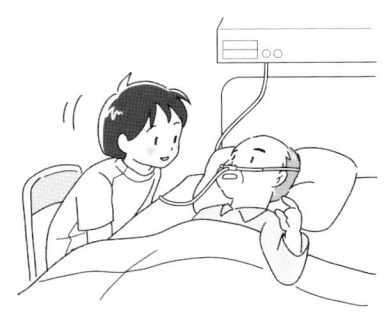

事例解説C

　本事例は，医師から治療選択の説明後，本人・妻が希望を伝えた後に，看護師が再度確認する場面である．患者と妻の希望を受け止めながらも，「人の気持ちはゆれ動くので，いつでも変更できる」と繰り返し伝えることで，患者が最善であると思える選択ができるよう擁護している．呼吸困難感は身体的だけでなく精神的にも患者を消耗させる．患者・家族が大切にしていることを明確にし，どのようにサポートをするかを伝えることで，残り少ない時間が少しでも豊かに過ごせるよう援助している．

● 引用文献

1) 日本呼吸器学会COPDガイドライン第5版作成委員会（編）：COPD（慢性閉塞性肺疾患）診断と治療のためのガイドライン〈2018〉，第5版，メディカルレビュー社，2018

2) World Health Organization：The top 10 causes of death.＜https://www.who.int/news-room/fact-sheets/detail/the-top-10-causes-of-death＞（2020年8月21日閲覧）

3) 厚生労働省：人口動態調査—結果の概要.＜https://www.mhlw.go.jp/toukei/list/81-1a.html＞（2020年8月21日閲覧）

4) 厚生労働省：平成29年（2017）患者調査の概況.＜https://www.mhlw.go.jp/toukei/saikin/hw/kanja/17/index.html＞（2020年8月21日閲覧）

5) Fukuchi Y：Prevalence of chronic obstructive pulmonary disease in Japan：results from the Nippon COPD Epidemiology（NICE）study. Eur Respir J **18**：275S, 2001

6) Lynn J：Perspectives on care at the close of life：serving patients who may die soon and their families：the role of hospice and other services. JAMA **285**：925-932, 2001

7) Patel K et al：Advance care planning in COPD. Respirology **17**：72-78, 2012

8) COPD（慢性閉塞性肺疾患）情報サイトGOLD-jac.jp：COPD認知度把握調査結果.＜http://www.gold-jac.jp/copd_facts_in_japan/copd_degree_of_recognition.html＞（2020年8月21日閲覧）

9) Knauft E et al：Barriers and facilitators to end-of-life care communication for patients with COPD. Chest **127**：2188-2196, 2005

10) Gott M et al：Barriers to advance care planning in chronic obstructive pulmonary disease. Palliat Med **23**：642-648, 2009

11) Gardiner C et al：Living with advanced chronic obstructive pulmonary disease：patients concerns regarding death and dying. Palliat Med **23**：691-697, 2009

D 老衰・認知症

1 背景と疫学

　わが国の平均寿命が延伸する中，いわゆる「多死社会」を迎え，病院で看取ることの困難が予測されている．高齢者は，加齢による身体機能の低下や，認知症の進行に伴う認知機能の低下によって生活機能が低下する．また，年代が上がるに連れて認知症の有病率も上昇するため，要介護高齢者もまた増加する．「老衰死」は天寿を全うしたと表現されるが，多死社会において，どのように死を迎えるのかQuality of Death（QOD）を高め，幸せに生きて，幸せに逝くという人生の終焉に立ち会う看護師の役割は大きい．

2 老衰・認知症の軌跡と求められるACP

　老衰は加齢に伴う身体機能の衰弱であり，老衰の進行する速さは個人差や環境によっても異なる．老衰の徴候として歩行速度の低下や筋力低下などだけでなく，臓器機能の低下に伴う栄養吸収不良が生じる．結果，体重減少や，呼吸機能や循環機能の低下が生じ，多臓器不全となり「老衰死」を迎える．

　また，認知症の多くは10年程度の経過で生活機能が低下していき，死に至る．経過が長いため終末期なのかどうかがわかりにくく，病型によっても進行のスピードが異なり，がんのように病期を区切ることが難しい．

　老衰・認知症においては，高齢者の「その人らしさを尊重しながら，日々繰り返される支援こそがアドバンス・ケア・プランニング（ACP）」であり，それはつまり老年看護そのものといえよう．図1に老衰・認知症のACPについて俯瞰したものを示す．高齢者がどのような暮らしを選択し，どのように最期を迎えたいのか，生活機能，および生活の場の変化に合わせながらのACPが必要である．高齢者のACPでは，高齢者が安心できる場所で十分な時間をとり，家族と介護者や医療者のサポートなどの環境を整え，本人が会話できるうちから，意思確認を心がけることが必要である．また，高齢者の言葉や書面による明確な意思表示がない場合でも，日頃の会話や暮らし方から本人の望むことを汲み取ることが大切である．

　認知症があっても，認知機能検査の点数だけで意思決定能力がないと判断せず，本人の理解

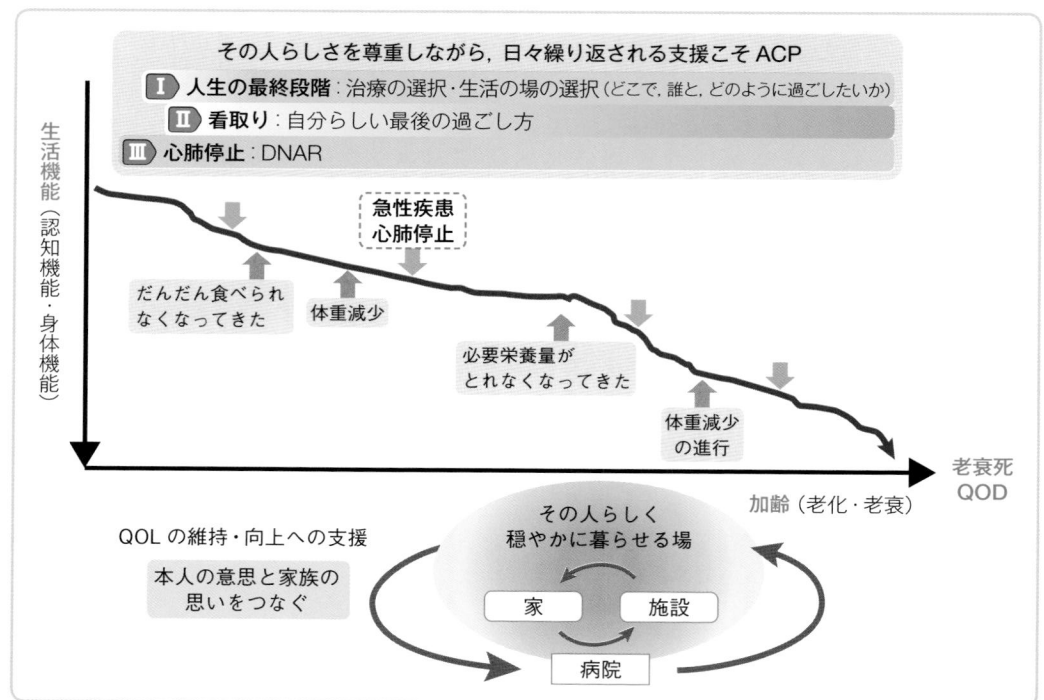

図1● 老衰・認知症のACPの概念図
注）⬇は発熱・尿路感染症・肺炎・転倒などの急性ストレスを示す.
高齢者は繰り返し急性ストレスを受けることで縦軸の認知機能や身体機能の低下が進み，横軸の老化や老衰が相互的に影響を受けて老衰死を迎える.

に合わせた説明を行い，本人の思いや意向を引き出せるよう繰り返しACPを行うことが重要である．その際に身近にいる家族と支援者がチームとなり，認知症高齢者がその人らしく生きる意思決定を最期まで支えることが望ましい．

　老衰や認知症のACPを考える時には全体的に機能低下がゆるやかに起こり，長期間になる．そのため，いつ状態が変化し，死に至るかについても予測することが難しく，いつからが終末期なのかが不明確となる．そのような場合，常日頃から意思確認ができる時に治療の選択，そして暮らしの場の選択を心がけていくことで，QODを高めていくことができる．老衰・認知症のACPの機会を一律に線引きするのではなく，「人生の最終段階（終末期）」，「看取り」，「心肺停止」について，長い経過の中で話し合われていくことが望ましい．

経過別アドバンス・ケア・プランニング

I 人生の最終段階

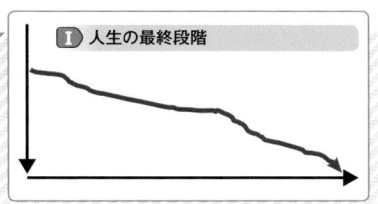

I 人生の最終段階

高齢者・認知症の場合，いつから終末期なのかということを示すことは難しい．認知症の進行で生活が難しくなったり，独居であったりすればなおのことである．急性期病院から退院先を考える時にリスクに目がいき，施設のほうがよいのではないかという判断をしがちである．急性期病院での入院加療は高齢者にとって人生の一部でしかなく，これまでの生活史をふまえて最終的にはどこで最期を迎えたいのかを話し合っていくことが大切である．その場合，本人が意思決定したいのか，家族や医療者の判断にまかせるなど代理意思決定者の指名を行いたいかも本人にとっての意思決定になる．

ACPの内容として，①治療の選択（延命治療・心肺停止時の蘇生，経口摂取困難時の人工栄養方法），②生活の場の選択がある．

1 人生の最終段階のACP：「治療の選択」と「生活の場の選択」

概説

a. 特徴

認知症の進行や加齢により，食事摂取量が減少し，さらに生命維持に必要な栄養が経口から摂取できなくなってきた場合に，医療は点滴や経管栄養・胃瘻造設（人工的栄養補給法：AHN）という治療について行うことを本人・家族に対して同意を得ようとする場面が多い．

b. 分かれ道と選択肢（図2）

食べられなくなった時期において，栄養をどのようにするのかを検討する必要がある．経口以外の栄養方法によっては，医療的な処置が必要になることから，施設・病院・家のどこで過ごしたいのかといった生活の場の選択も併せて，本人・家族の希望に沿うかたちで慎重に検討していく必要がある．

c. この時期のACPで重要なこと

認知症高齢者・老衰のACPにおいて，治療の選択（ここではAHNについて取り上げる）を迫られる場面では，本人がどのような場所でどのように過ごすことを望むのかについて検討する．AHNを選択したとしても，しなかったとしても，退院後の「生活の場」が「その人らしく穏やかな生活の場」なのかということを考えていく必要がある．そのためには，入院前の生活を理解し，高齢者にかかわる家族・多職種の支援チームで情報共有しながら，本人にとって安心できる環境を整えていくことが重要である．

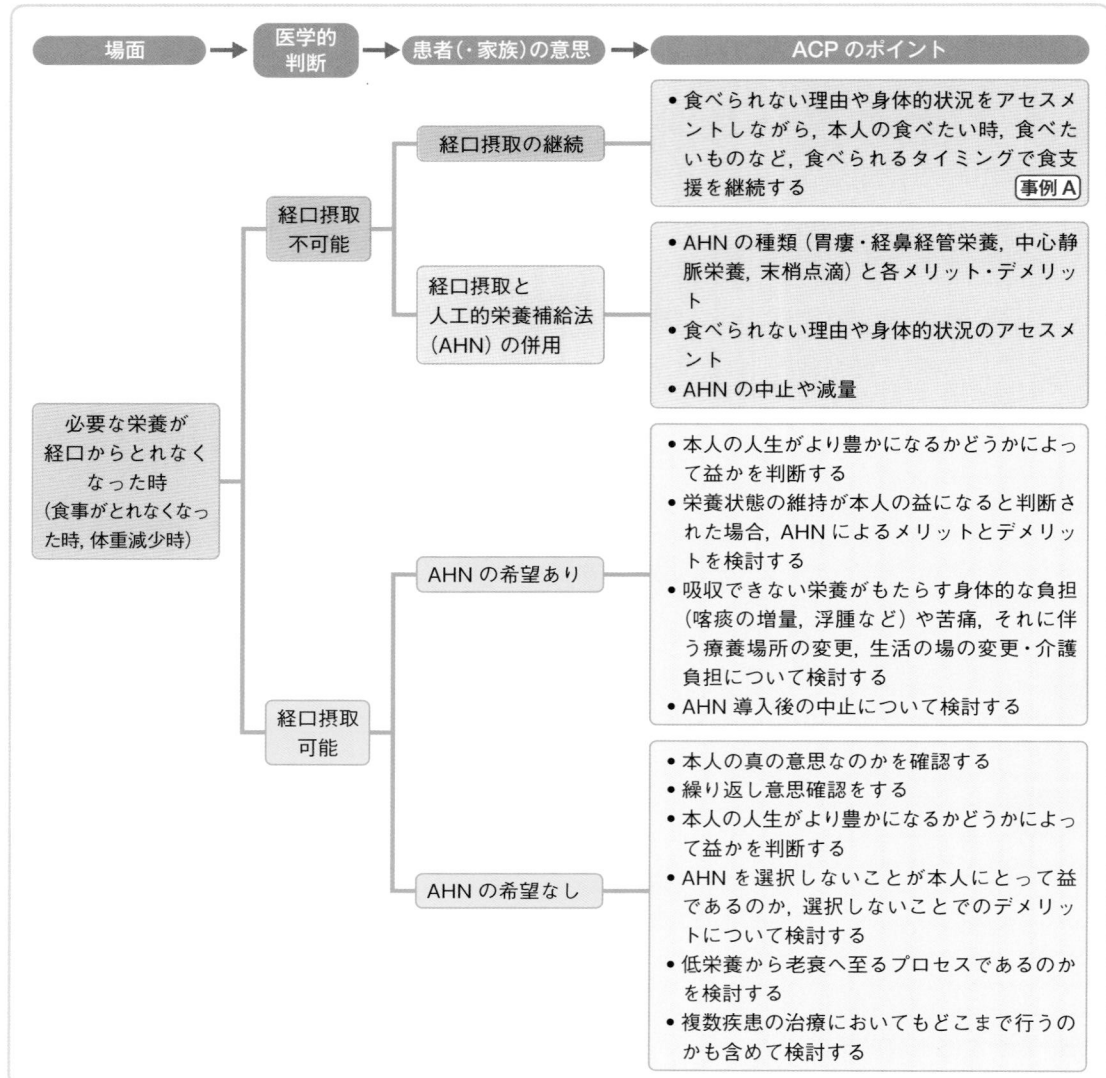

図2● 分かれ道と選択肢チャート（人生の最終段階：治療の選択と生活の場の選択）

問題の焦点と対応

　食べられなくなってきた時に，医師や看護師は食べられない原因が治療可能であるのか終末期の自然経過であるのかを判断しなければならない．特に認知症高齢者の場合，急性期疾患であっても典型的な症状が出現しにくいため，肺炎や尿路感染の感染症，心不全，脳血管疾患，がん，口腔内疾患，薬剤性，電解質異常，便秘・下痢，胃腸炎，うつ状態，せん妄などが影響していないかをアセスメントする必要がある．

　老人保健施設（以下，施設）入所中の認知症高齢者の事例において，施設での利用者（患者）のみかたや実際にACPをつなぐということはどういうことかを説明する．

事例A　介護老人保健施設に入所している認知症高齢者の場合

患者A（施設入所中）：90歳代前半，女性．気管支喘息．

　娘の支援を受けながら独居で生活をしていたが，吸入コンプライアンスの低下から喘息発作を繰り返すようになり，本人同意のもと施設に入所となった．認知症は中等度で，短期記憶障害と失見当識があり，自身の体調を言葉で表現することは困難であった．看護師が吸入補助を行い安定した状態を保ち，日常生活動作（ADL）は見守りと声がけでほぼ自立し，毎日お気に入りのエプロンをつけて畳みものやテーブル拭きなどといった職員の手伝いを日課としていた．

　入所して半年が経過した頃，急に元気がなくなり食欲が低下していたところ，38℃台の発熱と血液検査でCRP値6.6 mg/dLを認め，右下腹部に圧痛を認めた．病院を受診したところ，大腸憩室炎の診断で入院となった．病院では点滴治療が開始され，2日間の絶食後，食事が開始されたが数口しか摂取せず，介助しても摂取量が増えない状態であった．大腸憩室炎は軽快したが，必要な栄養量がとれず栄養サポートチーム（NST）が介入し，栄養補助食品が開始された．入院7日目に医師から娘に中心静脈（CV）カテーテルか胃瘻による栄養が必要との説明があった．娘が患者Aに「お腹に穴開けて栄養入れるのをする？」と尋ねたが目を閉じて返事はなかった．施設には病院のソーシャルワーカー（MSW）から胃瘻や中心静脈栄養でも継続して入所可能か否かの連絡が入り，急遽施設のケアチームと娘と患者Aの意思決定支援について話し合いが行われた．

会話：娘と施設のケアチームで話し合った患者AのACP

［医師］ 食事が十分とれていないので，さらに体力が落ちることが心配ですね．

［相談員］ 娘さんの一番のご心配はなんですか？

［娘］ 施設で楽しく暮らしていた母なので，施設に戻りたがっていると思います❶．本当に食べられなくなってしまったのかな❷……．でも，好きだった果物をみせ，「食べられそう？」と聞くとうなずくので，食べたい気持ちはあるようです．

［看護師］ 病院という環境変化の影響が大きいかもしれないですね❸．

［介護職］ 施設で自由に過ごしながら好きなものを食べて，体力を回復できるとAさんも嬉しいのではないでしょうか❸．

［栄養士］ Aさんが好むものをいつでも提供できるようにしたいですね．

［作業療法士］ 世話好きなAさん❹なので，施設に戻って皆と過ごせることで意欲につながり食欲も回復してくるのではないかと思います．

［医師］ それでは早々に退院してもらい，それでも食べられなかったらその時にまた皆で相談しましょう❺．

　2週間の入院期間を経て再入所したが，活気がなく，発語も少なく，自力歩行も困難であった．急性期病院からの看護サマリーによると入院中には1,000 mL/日の末梢点滴と尿道カテーテル留置による治療がされていた．尿道カテーテル抜去後も頻尿の訴えがあり，特

に夜間は尿意のため入眠できておらずゾルピデムが処方されていた．また日中にも失禁が
みられるため，紙おむつを使用していた．

　施設では多職種で患者Aが食べられなくなった原因について話し合いを行い，施設の馴
染みの環境で生活リズムを整え，食事支援を行っていくケアの方向性が話し合われた．

　再入所後も食事を食べたがらない患者Aに職員が理由を聞いたところ，「お腹が痛くなる」
との返答があり，施設のスタッフが認識していた以上に痛みが強かったことを理解するこ
とができた．そこで食事への不安が軽減するように，病気はよくなったことや前のように
食べても大丈夫なことを都度説明しながら食事支援を行った．そして，以前のようにフロ
アで馴染みの利用者と一緒に食事を食べることや，娘の協力を得ながら好むものを準備す
ることで徐々に食事量が増えていった．離床時はお気に入りのエプロンを着けてもらうこ
とで，世話好きな患者Aは手伝いをしようと周りに関心を示すようになり，次第に発語や
活気がみられるようになった．

　患者Aは，退院3ヵ月後には食事摂取量は安定し，活動性は入院前の状態にほぼ回復し，
自力で安定した歩行ができるようになった．娘は，「施設に戻れなかったら，病院で寝たき
りになっていたかもしれません．一人暮らしが長かった母は，気の合う人に囲まれて，す
ぐ近くに皆さんがいる施設で過ごすことを望んだと思うので，戻ってこられて母もうれし
いと思います」と話した．

事例解説A　安心して生活の営みを継続できる支援・生活リズムの再構築

　患者Aの生活をよく知る施設職員は，患者Aが経口摂取できない理由について，①大腸
憩室炎による肉体的苦痛（痛み，ADLの支障）と精神的苦痛（不安，うつ状態），②点滴・尿
道カテーテルや紙おむつによる拘束感や違和感，③行動制限による活動性や意欲の低下，
④入院による環境の変化，睡眠パターンの乱れなどから低活動性のせん妄の合併などの影
響がないかについて話し合った．治療の選択について家族が悩んでいる中，本人は施設に
戻りたいという希望があるのではないかという話（下線❶）があった．また，患者Aの食べ
たい気持ちを察した家族の思いを受け止め（下線❷），今後の生活の場として慣れている施
設に再入所することが，本人が穏やかに暮らせる場ではないかという（下線❸）話し合いが
なされた．AHNについての治療の選択においても，まずは安心できる環境に戻ってから考
えてみてはどうかと話し合われた（下線❺）．

　患者Aは短期記憶障害があってもADLは自立しており，施設内で役割（下線❹）をもちな
がら暮らしていたことから，患者Aが自分らしく過ごせる場所に戻ることが最善と判断がな
された．職員や馴染みの利用者の顔を認識して笑顔がみられ，元の患者Aの生活パターン
に合わせて日常生活も声かけしながらケアを行った結果，身体機能も回復することができ
た．日課の継続や生活リズムを整えていくこと，本人のできることに目を向けた支援を行
うことこそがACPである．

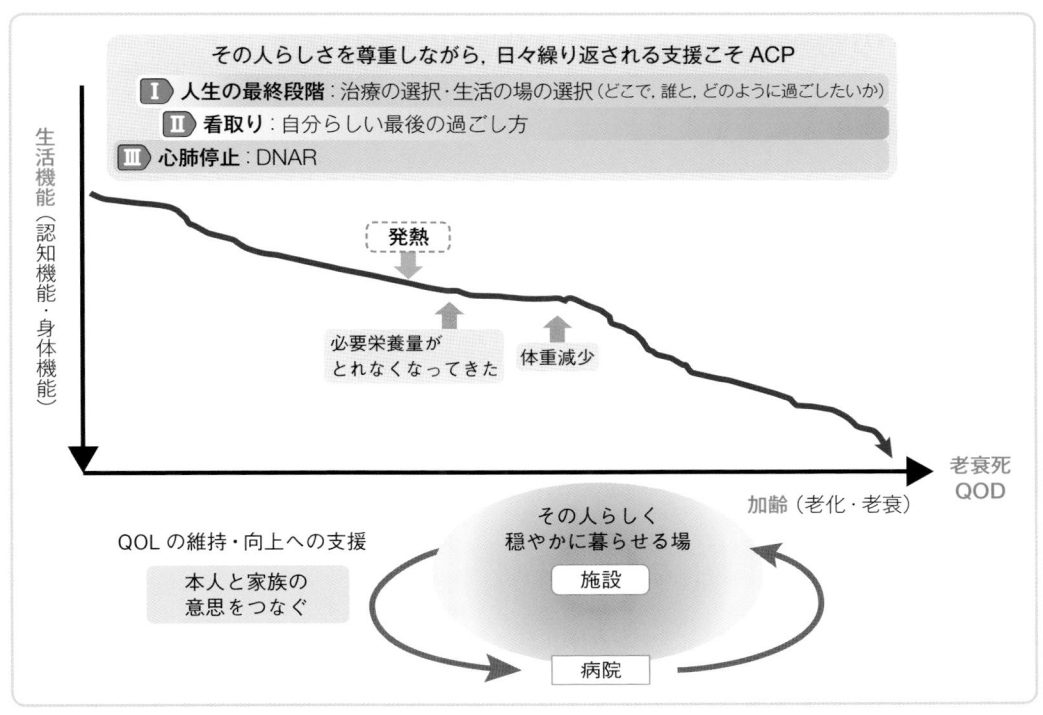

図3● 患者AのACPの概念図

患者の希望の活かし方

　事例では，患者Aの病態を急性期病院と施設間で情報共有し，機能回復の可能性に着目した．結果，元の生活に速やかに戻れるよう家族と支援チームによるACPによって，生きがいがある生活の継続につなぐことができた．高齢者の望ましい生活の質（QOL）を維持するために本人の思いに寄り添い，家族と支援チームが繰り返し話し合うプロセスがACPに重要であることを認識してほしい（図3）．

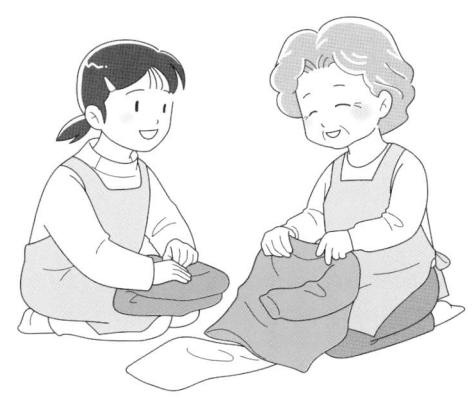

② 人生の最終段階のACP：「生活の場の選択」

概説

　高齢者・認知症のケースでは，入院をきっかけに自宅での療養生活が可能かどうか見直す場合が多い．特に自宅での生活の継続を希望する場合には，介護者・支援者の存在が鍵となる．どうしても一人暮らしが難しい場合は，介護施設の選択になり住まいを変更しなければならない時もある．

　家族のいない高齢者が急性期病院に入院した場合，ACPに難しさを感じている看護師は多いのではないだろうか．

a. 特徴

　現代社会の家族の特徴として，三世代世帯が減少し，老夫婦世帯，高齢者独居世帯，老親と未婚子のみの世帯が増加している．家族のかたちが多様化し血縁の家族がいない高齢者も増えている．そのため，血縁関係だけでなく，友人，知人，パートナーなど高齢者が家族と認識する者を含めて広く家族ととらえる視点が求められる．

b. 分かれ道と選択肢（図4）

　一人暮らしの高齢者は自分のペースで生活している．しかし，発熱や脱水などによる急性疾

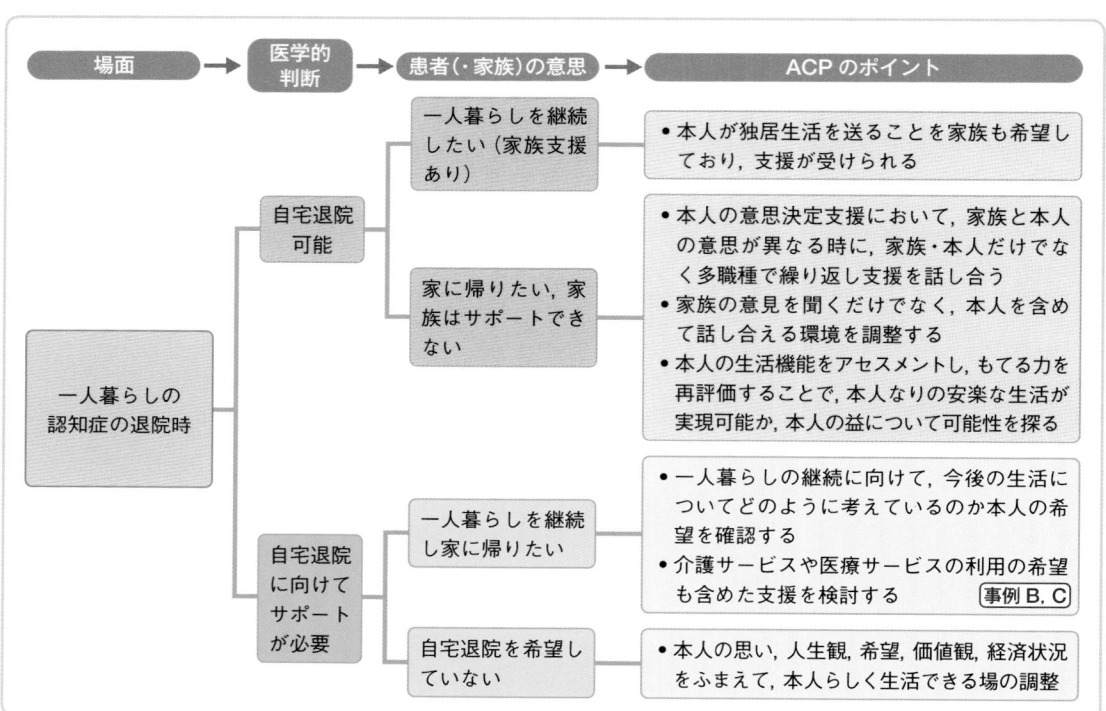

図4 ● 分かれ道と選択肢チャート（人生の最終段階：生活の場の選択）

患で救急搬送され急性期病院で治療を受けると，身体症状が治癒しても「認知症があるのにこのまま退院させて大丈夫なのだろうか」と思われ，高齢者はすぐに退院できないことがある．医療者側は，「独居はもうできない」と思われる高齢者に対して，「面倒をみてくれる家族はいるのか」，「いなければ施設」といった判断をしがちであるが，その場合でも本人の希望に沿った意思決定に向けた最善策を提示していくことが必要になる．

c. この時期のACPで重要なこと

「人生の最終段階における医療・ケアの決定プロセスに関するガイドライン」（平成30年3月改訂）[1]には，家族がいない高齢者や家族が意思決定できない場合の支援についての指針がある．その中には，「家族等がいない場合及び家族等が判断せず，決定を医療・ケアチームに委ねる場合には，医療・ケアチームが医療・ケアの妥当性・適切性を判断して，その本人にとって最善の医療・ケアを実施する必要があります．なお家族等が判断を委ねる場合にも，その決定内容を説明し十分に理解してもらうよう努める必要があります」と記述されている．

問題の焦点と対応

医療者が高齢者の最善を判断することが必要な場面もある．その際には日々のケアの中から高齢者の人生観や価値観を推しはかり，多職種チームで検討するということが重要である．

急性期病院から退院後の生活の場についてのACP事例を取り上げる．

| 事例B | 家族のいない高齢者の場合 |

　患者B：90歳代，男性．独居．妻とは30年前に離婚，娘とは疎遠になり音信不通のため，キーパーソンは市役所の生活保護課職員であった．

　入院前は要介護2の認定を受け，慢性閉塞性肺疾患(COPD)，糖尿病，高血圧があるため訪問診療と訪問看護を受けながら独居生活を続けていた．

　入院3ヵ月前に肺気腫の増悪で急性期病院に入院したが，認知機能障害が進行し検査をしたところ慢性硬膜下血腫を認め，脳神経外科病院に転院となり手術を受けた．しかし術後，COPD増悪を認めたため再び急性期病院に転院となった．再入院後，点滴治療や酸素療法を実施している間は，「これがあるから帰れないな」と，体調不良の自覚もあり治療することを受け入れ，病院で過ごすことができていた．しかし，病状改善後は，「なぜここにいるのか」，「家に帰る」という発言を毎日繰り返すようになった．

会話：看護師が患者Bに清拭を行おうとしていた場面

看護師 Bさん，おはようございます．体拭きにきましたよ．
患者B 家に帰るんだ．こんなところにいられないんだ．
看護師 まだ帰れないですよ．体拭かなくちゃね．
患者B なんだって？
看護師 お風呂に入れない日は体を拭いています．今拭いてもよいですか？
患者B だめだ！　帰るんだ！　おう！　おう！

　酪農をしていた患者Bは牛追いの経験から看護師を威嚇するように大声で叫んでいた．

看護師 帰れないっていってるでしょ！
患者B おまえに関係ない！

　患者Bはパイプいすで窓を叩き割ろうとし，引っ掻いたり，叩いたりと興奮状態のため身体拘束が行われた．

　患者Bは自宅へ帰りたい思いから不穏状態になっていた．そこで多職種チームと生活保護課職員，ケアマネジャーの間でカンファレンスを行い，患者Bにとって今後の生活の場所として安心して過ごせる場所を相談した．

　ケアマネジャーと生活保護課職員は，入院前までの患者Bは自由に行動したいと望んでいたという情報提供を行った．一方で，医師は手術後の改訂長谷川式簡易知能評価スケール(HDS-R)が10/30点で認知機能障害は重度であり，在宅生活では急性増悪が起きた時に自ら連絡することが難しいだろうという医学的見解を伝えた．それをふまえてMSWは身体拘束を必要とするような不穏な精神状態で入院が可能な施設は精神科病院になるだろうと情報提供した．看護師は患者Bが点滴や酸素が必要な時には「まだ帰れない」と自分の体調について理解できていたこと，支援を受けることが嫌なわけではなく，現在の不穏は

帰りたいという患者Bの思いに寄り添えていなかった結果ではないかと意見を述べた．話し合いの結果，患者Bらしく過ごせる場所としてはグループホームが最善ではないかとなった．その後，MSWからグループホームに問い合わせをし，施設職員が患者Bの状態をみにきてから入所について判断することになった．

会話：グループホーム(GH)職員と患者Bのかかわり

GH職員 Bさん，はじめまして．介護の仕事をしている○○といいます．お顔をみにきたのですが，今，お話ししてもいいでしょうか❶？

患者B いいよ．大変な仕事をしてるね．俺はもう帰るからゆっくりしてって❷．

GH職員 お時間のない時に申し訳ありません．

患者B いいよ．いいよ．何？❸．

GH職員 どんな場所だとBさんが快適だと思うかお聞きしたいと思ったんです．

患者B 自分の家だよ❹．

GH職員 そうですよね．どのようなご自宅なのですか？

患者B 気ままな一人暮らしだから好き勝手してた❺．

患者Bとの面接後，グループホーム職員は，「環境変化で最初は不穏になるかもしれません．でも，ご本人が安心できる環境だと思えば穏やかになると思いますので，大丈夫ですよ」と話した．ケアマネジャーと市役所生活保護課職員は患者Bと面会し，「Bさん，家で一人だと心配なので，Bさんが安心できる場所でちょっと休みませんか」と説明し，患者Bは後見人をつけ，グループホームに入所することになった．

入所後1ヵ月経過し，患者Bの様子を確認したところ，グループホームでは穏やかに過ごしていた．

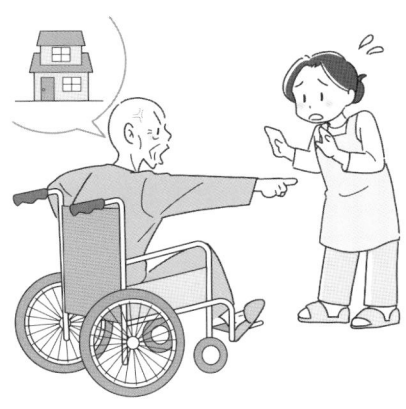

事例解説B 本人の意思を引き出す認知症の人とのコミュニケーション

　患者Bと看護師の会話例では，患者Bが「帰りたい」と訴えてもそれに真摯に返答することはなく，清拭という目の前の業務を遂行することを考えたため，話が噛み合っていないことがわかる．高齢者にとって今日1日をどのように過ごすことが快適で安心できるのか，そのような環境を調整した中で，高齢者の意向を引き出すかかわりがACPでは大切である．

　病状回復後の患者Bの現在の状態では独居生活を継続できる状況ではなかった．看護師は患者Bにとっての退院先を自分たちが決めてもよいのかと迷い，キーパーソンである生活保護課職員に委ねていた．そして患者Bが不穏になってはじめて，この先どのように暮らしていくのかという支援が不足していたことに気づいたのであった．患者Bとのコミュニケーションを図るとともに，在宅で患者Bを支援している人たちとのコミュニケーションが連携のために求められる．

　多職種チームの間ではグループホームの入所は不穏のため困難だろうという思いがあった．しかし，グループホームの職員が患者Bの病室を訪問した時，穏やかに会話する様子があった．グループホームの職員は，自己紹介をしてから礼儀正しく患者Bに話しかけ，その結果，患者Bが怒り出し興奮することは一切なかった．

　グループホーム職員は，患者Bの病室に入る時，室内に入ってもよいかどうか尋ね，その後視線を合わせながら自己紹介をした（下線❶）．丁寧な対応に患者Bも応えようとしており（下線❷，❸），グループホーム職員の患者Bを尊重した対応に対して患者Bが興奮することはなく，「自由に暮らしたい」という患者Bの意向を引き出すことができた（下線❹，❺）．

患者の希望の活かし方 高齢者が安心できる療養場所の選択

　我々のかかわり方次第で，家族がいなくても高齢者のその人らしさや意向を引き出すことができる．高齢者の不穏状態をケアする側が作り出してはいないだろうか．高齢者の意向を引き出すようなかかわりができているか常に振り返りの機会をもつことが重要である．また，病気を治療することだけでなく，入院時から多職種チームでケアを提供することで，その先の本人の生活に対する希望を見据えたケアにつなげられる．

家族はいるが支援が難しい独居高齢者の場合

　患者C：80歳代後半，女性．独居で要支援1（認知症の診断はない）を受けている．夫は患者Cが50歳の時に病気で他界し，長女は遠方に暮らし，仕事の合間に週に1回程度患者Cの様子をみにきていたが，生活の支援は難しい状況であった．

　入院の半年程度前から記憶障害，見当識障害が生じ始め，電車，バスに乗れなくなったり，自宅内を片づけられなくなったりする様子がみられていた．入院3ヵ月前からは失禁し，入浴できない状況があったが，長女は患者Cの変化に気づかず，失禁の後片づけやごみの整理などをしていた．入院当日は隣人が自宅のカーテンが開いていないことに気づき長女へ連絡した．その後，長女が自宅に訪問し倒れているところを発見し救急車で急性期病院に搬送され，脱水と尿路感染症の診断で入院となった．

　入院中の患者Cは，入院の理由や治療中であることを忘れており，同じ話を繰り返していた．看護師が患者Cに自宅退院のための介護サービスの導入を勧めるが，「一人でできる．今までもやっていたんだから．手伝いなんて必要ないよ」と断っていた．患者Cと長女は自宅退院を考えていたが，病棟の看護チームは現在の患者Cの認知機能やADLの状況では独居生活に戻ることは困難と考え，家族に自宅退院だけでなく施設入所も検討すること，さらに，精神科を受診し認知症の診断を受けて治療を受けることを提案することが必要であると考え，認知症ケアチームに相談した．

（会話：認知症ケアチームの看護師が患者Cと娘と話した場面）

看護師 Cさん，はじめまして．入院している患者さんが困られていないか伺っている看護師の○○です．お家で倒れられていたそうですが，今の調子はどうですか？

患者C わざわざきてくれたの．ありがとう．すっかり元気になったから家に帰ろうと思っているんだけど，看護師さんたちが心配してあれこれいうんだけど……．一人でのんびり暮らしたいと思っています❶．

看護師 そうですか．一人暮らしなんですね．娘さんはご近所にお住まいですか？

長女 車で1時間半くらいのところに住んでいて，週1回は顔をみにいくようにしているんですが……，まさか，倒れているなんて．

看護師 それはびっくりされましたね．この先のことは何かお考えですか？

長女 今は近所の人や民生委員さんがみにきてくれて，本人も大丈夫といっているので，本人の好きなようにさせてあげたいと思っています❷．

患者C まだあんたの世話になんかならないよ．ボケていないし，しっかりしているんだから．

看護師 そうですね．Cさんしっかりされていますものね．入院して足腰弱っていませんか？　入院すると皆さん体力が落ちてしまうので．

患者C トイレにはちゃんといっている．ごはんも美味しくいただいているよ．昨日の夕ごはんにでた煮物はおいしかったわ❸．

看護師 食欲もあるなら安心です．Cさん，もし今回のように倒れたら助けが呼べるか心

> 配しています.
>
> **患者C** 近所の人がいつもおかずをくれたり,声をかけてくれているから,それで何とか大丈夫だと思っているよ.もし,心配になったら娘に助けてもらおうと思っている❹.
>
> **長女** (笑顔でうなずいている)

　認知症ケアチームの看護師は,病棟の看護チームに患者Cのできないことではなくできることにまずは目を向けてもう一度評価してみることを提案した.

　病棟の看護チームは,患者Cの①フレイルの評価,②認知機能の評価,③ADLの評価,④意欲の評価を行い,「もてる力」を評価することにした.

　入院前の基本チェックリストは14点であり入院前からフレイルの状態であった.基本チェックリストでは,栄養・口腔機能と記憶と精神状態は比較的維持されており,手段的ADLと運動機能と社会的ADLが虚弱と評価された.これらをふまえて,患者Cのもてる力を維持し虚弱を進行させないケアを検討し提供することになった.

　HDS-Rは21/30点,ミニメンタルステート検査(Mini-Mental State Examination:MMSE)は19/30点であった.HDS-R,MMSEの下位項目の中で減点となった項目,年齢では生年月日はわかるが実年齢よりも2歳の誤差の誤答で,大幅な時間の混乱が生じているわけではなかった.日時の見当識では何月かは正答したが日と曜日が誤答であった.しかし,カレンダーをみれば日と曜日を探すことができた.計算問題,数字の逆唱の誤答では,実行機能低下の可能性が考えられた.一方,遅延再生や物品記銘は正答し,視覚情報を提示することで記憶にとどめ,行動に移すことができる能力があった.ADLはBethel Index 80/100点で,意欲はVitality Index 10/10点であった.これらの結果を総合的に評価すると,認知症があり独居は難しいと判断していた患者Cに対して,生活の強みがたくさんあることに看護師が気づくことができた.

　経過を振り返ると病状の改善後は,食事,歩行,排泄,保清など自立してできることが多く,自宅退院後も支援があれば独居生活を続けられる可能性があった.入院前に失禁や保清動作ができない状況があったが,病状の改善とともに尿意・便意を感じてトイレにいくことができ失禁はなかった.入院中は介助付きで入浴をしていたが,入浴中の動作を確認すると自力で入浴することができた.患者Cの看護計画を見直し,現在の意欲・ADLを維持できるようにチームで共有した.

　退院日,患者Cはカレンダーをみながら,朝から張り切って私服に着替え,長女の迎えを待っていた.看護師が訪室すると,

> **患者C** 本当にお世話になったね(笑顔).
>
> **看護師** 心配なことはないですか?
>
> **患者C** 私は認知症じゃないから,今までもできていたから大丈夫なのに,みんな心配し過ぎなんだよ.娘はよい子で面倒みてくれるからね.
>
> **看護師** 何か心配なことがあったら電話でもよいので連絡してくださいね.

> **長女** ありがとうございます．お世話になりました．何かあったらぜひ相談させてください．お母さんよかったね．

病棟の看護チームは「Cさんの望まれている生活が続けばよいと思います．また入院になるかもしれないけれど，まずは患者さんと家族ができることを考えて支援できたことがよかったと思います」と認知症ケアチームの看護師に今回のかかわりを報告していた．

事例解説C

看護チームは入院中のベッドで寝たままでケアを受ける患者Cとかかわる中で，この状態での独居は難しいと考えていた．また，繰り返し同じ話をする患者Cには中等度程度の認知機能障害があると思い込んだ．独居生活は困難であり，服薬の自己管理も難しく，脱水になって倒れていたら命にかかわるなど，リスクばかりを考え，どうしたら独居生活を継続できるのかという考えには至っていなかった．しかし，患者Cと家族は退院に向けて困っていることはないと話しており，病棟看護師と患者C・長女の間に考え方の溝があると判断した．認知症ケアチームの看護師は会話の中で患者Cが昨日のメニューを覚えていること（下線❸）をキャッチし，患者Cが入院直後に同じ話を繰り返していたのは不安からではないかと考えた．さらに，長女も本人も近所の人の力を借りながらも自宅で困らずに生活していたのであれば，本人の希望を家族も叶えたいと思っていることを確認し（下線❶，❷，❹），そこを整えていくことがACPであることを看護チームと一緒に考えていく必要があると考えた．

認知症ケアチームの看護師は客観的な総合機能評価を行うことで高齢者の「もてる力」を見出しながら，本人の希望に沿うことはできないかを検討していくことを提案した．病棟看護師は総合機能評価を行う中で，患者Cは必要な手助けとなる環境が整っていれば自分でできることがたくさんあり，意欲をもちながら生活できることに気づき，病状が回復している患者Cを過小評価し自分たちが過剰なケアをしていることに気づいた．

その結果，患者C・長女の希望に沿った「生活の場」に退院するための環境を整え，患者Cの機能回復・機能維持を目標に自宅退院に向けた看護計画を立案することにつながった．

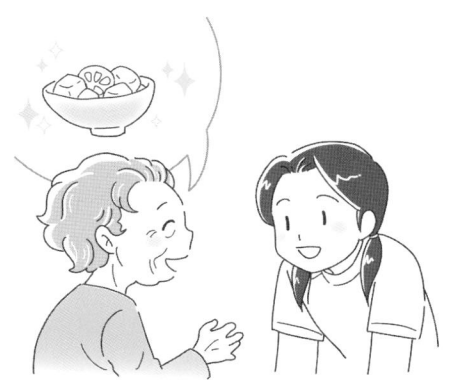

患者の希望の活かし方 解説・まとめ

　入院をきっかけに元の住まいに戻ることができない高齢者がいる．病院では，医療者が高齢者のもてる力を過小評価していることはないだろうか．

　急性期病院では，看護師が，「認知機能が低下しているから……，ADLが低下しているから……，自宅への退院は難しいのではないか」と考える場面に遭遇することがよくある．ましてやそれが独居生活となると，「このまま帰って大丈夫？」と，看護師の不安が増大し，高齢者本人や家族は困っていないにもかかわらず，看護師が施設入所や介護サービスの利用などを勧める．

　高齢者のできないことばかりを想像して心配するのではなく，もてる力をアセスメントすることが必要である．何となく自宅退院は難しい，独居は難しいと考えるのではなく，高齢者と家族の困りごとを直接聞き，スケール評価などを活用して高齢者のもてる力を見極め，そのうえで生活の中で支障をきたしていることを明確にし，具体的なケアを提案することが必要である．

　「元の住まいに戻りたい」という高齢者の意向を尊重し，高齢者のもてる力を最大限に発揮できるケアを検討し提供することが必要である．しかし，急性期病院では退院に向けたケアを実施し退院先やサービス調整が決定すると，ケアの提供が終わったような気持ちになってはいないだろうか．高齢者にとって入院というイベントは人生の通過点にすぎない．高齢者の人生は退院した後も続き，ケアは人生の最期の時まで続く．急性期病院の看護師は「退院したらケアは終了」という考えではなく，高齢者の意向，高齢者にとって快適なケア，高齢者のもてる力がどの場所でも継続されるように「つなぐ」，「やり取りを続ける」という意識をもち，行動することが必要である．

用語解説 【フレイル】

　フレイルは加齢による心身機能・生理的予備能の低下である．疾患ではなく状態である．

　フレイルでは症状が急変しやすく，術後の死亡リスクが高まる，脱水を起こしやすくなるなどがある．

　フレイルは進行性なので，重度のフレイルになったら，病院でも介護施設でも自宅でも，療養場所を問わずend of life careを行い，QOLの最適化と症状緩和に焦点を当てるべきである．

（Koller, Rockwood 2013）

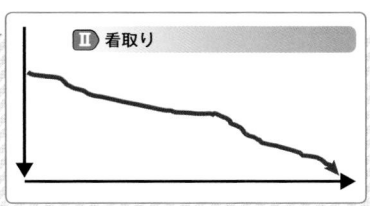

❯ 経過別アドバンス・ケア・プランニング

Ⅱ 看取り

概説

　　生命維持に必要な経口摂取が困難になる時には，食べられない原因を見極め対応し十分な食支援がなされても，低栄養や身体機能の低下が進行し，嚥下機能・嚥下反射の低下や誤嚥性肺炎が繰り返される場合は，ゆるやかに看取りの時期が近づいていると判断することができる．生命維持に必要な栄養摂取のために人工的な水分・栄養補給法（AHN）を導入するかどうかの選択を求められる場合においても，看取り期には食べることを栄養補給の目的とするのではなく，本人の楽しみとしたケアとして優先される．今までの人生の集大成ともいえる看取りは，本人にとって何が最善か，何を目指してどこの場所で誰とどのように過ごすことを選ぶのか，家族と医療・介護の関係者チームで本人の人生と意思決定プロセスをたどり支援することが重要である．

a. 特徴：end of life（EOL）・死を迎える時期

　　厚生労働省が示した「人生の最終段階における医療・ケアの決定プロセスに関するガイドライン」[1]に基づき，人生の最期を迎える本人の意思と権利が尊重され，心安らかな終末期医療を迎えられるよう医療・ケアチームで話し合い，支援がなされていくべきである．しかし，急な状態の変化による高齢者の医療機関への搬送は多く，本人が望まない状態での延命処置が行われている現状があることを意味している．つまり，本人の意向に沿った医療の決定がなされていない状況が少なからずあるといえる．

　　ACPの実施が推奨される一方で，十分なACPの取り組みに至っていない可能性も否定できない．その取り組みへの重要な役割として社会が求める看護師への期待は大きい．

b. 分かれ道と選択肢（図5）

　　EOL期において現在の生活の場が病院であると，最期を迎えたい場所や一緒に過ごしたい

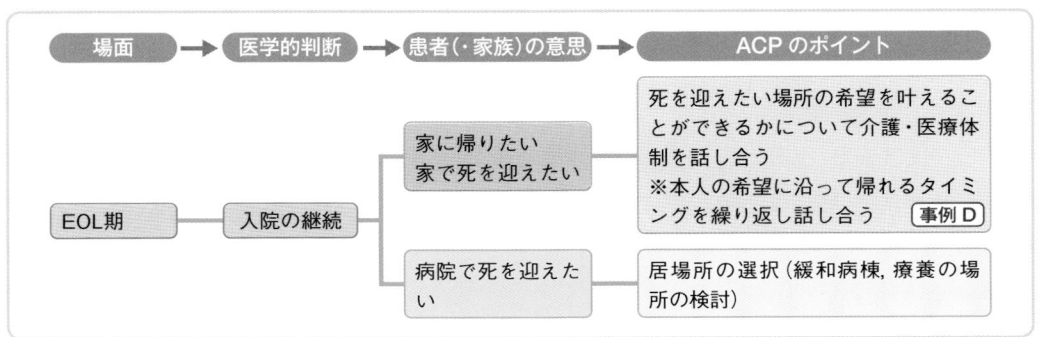

図5● 分かれ道と選択肢チャート（EOL期）

人などの希望を聞くことを忘れていないだろうか．最期を迎えたい場所の選択について，自宅で過ごしたいと希望する場合も多い．それを支えたいという家族もいれば，無理であると諦めているケースもある．

c. この時期のACPで重要なこと

EOL期において現在の生活の場が特に病院であると，最期を迎えたい場所について「病院で亡くなることを希望している」と医療者側が本人や家族の意思を確認することなしに決めてしまっていないだろうか．面会にきている家族と本人の会話などで何気なく話している内容から，看護師が「本人と家族の意思は自宅に帰りたいと思っている」というようなことをキャッチできなければ，聞くタイミングを逃すことになるだろう．したがって，EOL期だからこそ，本人・家族の意思を繰り返し確認し，希望に沿えるように調整することが重要である．

問題の焦点と対応

以下に，多くの医療的ケアや介護を必要としながらも「家に帰りたい」と望む90歳代，男性の願いを叶えるために，医療・ケアチームで話し合いを重ね，それに向けた調整を行った結果，自宅で最期の時まで過ごすことができた事例を紹介する．

事例D 家に帰りたいと望む医療的ケア・介護が必要な老老夫婦への最期の支援

患者D：90歳代，男性．慢性閉塞性肺疾患にてADLが低下し，自宅で転倒後整形外科病院に入院した．その後，呼吸不全に陥り人工呼吸管理を必要とし気管切開を施行した．離脱後，療養目的で慢性期病院へ転院となった．

患者Dは転院時より自宅への退院を強く希望していた．しかし，80歳代の妻との二人での生活，24時間適宜必要となる気管内吸引，3食の食事介助，胃瘻からの白湯および薬剤の注入，難治性の褥瘡処置と2時間ごとの体位変換等々，複数の医療的ケアの他に，日常生活面の全介助を必要とし，医療チームの誰もが自宅への退院は無理であると判断し，患者Dの訴えを受け止めようとはしていなかった．しかし，毎日面会にきていた妻は，患者Dの訴えに真剣に耳を傾けていた．たびたび，他患者の支援のために訪室していた退院支援看護師がその様子をみており，妻がどのように患者Dの訴えを受け止めようとしているのか確認したいと思い，そばにいき話しかけてみた．

（会話：妻との会話の場面）

看護師 こんにちは．退院支援看護師の〇〇です．時々，同室の●さんのところへきた時に，<u>いつもご主人の「家に帰りたい」という訴えを真剣に聞いていらっしゃるなと思い，とても気になっていたんです</u>❶.

妻 時々，いらしてましたよね．気にかけてくださっていたんですね．ありがとうございます．

看護師	Dさんは家に帰りたいんですね❷.
妻	そうなんです. ずっと, この病院に入る前からいっていたんです.
看護師	この病院に入る前からですか?❸
妻	はい. 夫ももう先は長くありません. 本人もわかっていると思います. だからこそ, 家に帰りたいといっているんだと思います❹. だから, 夫が望んでいるなら連れて帰りたいです.
看護師	(うなずく)❺.
妻	痰をとったり, 栄養も入れたりしなきゃならないけど, それも全部受け入れるつもりです.

　妻は, 自宅で介護をする意思をすでに固めていた. 患者Dの病状や年齢的に恒常性の維持・機能が徐々に低下してきていることを常に寄り添っていた妻だからこそ感じ取っていたことであり, 自宅に戻るには最後のチャンスと考えていたようであった. この会話をきっかけに, 退院支援看護師が妻の覚悟を病棟の看護チームに伝えた. 医師, 受け持ち看護師各々が患者D, そして妻に再度確認した.「家に連れて帰りたい. 家で看取りたい」というそのゆるがない夫婦の強い意思に医療チームも心を動かされ, 無理と決めつけていた「自宅退院」を, どうすれば可能にできるのか多職種各々が考えるようになっていった. 実際の支援を行うにあたり, まずは医療チームでの意思統一が必要であるため, 退院支援看護師と受け持ち看護師が中心となり話し合いがなされ, 結果,「患者・家族が望む生活の実現」に向けた多職種チーム(医師, 病棟看護師, 退院支援看護師, 理学療法士, 作業療法士, 言語聴覚士, 介護福祉士, 社会福祉士, ケアマネジャー)が合意形成のもと始動した.

　患者Dに必要な医療的ケアや日常生活援助すべてを社会資源などで補うことを考えたが, 介護保険の利用限度額よりもかなりの自己負担費用が発生するため, 妻でも可能になるよう医療的ケアの簡素化・介護技術の簡略化を図り, 理解度に合わせた対応を心がけていった. しかし, 巧緻性が高い技術の習得に時間を要するだけではなく, 妻の体力的に夜間の体位変換の実施が本当に可能か, さらに褥瘡が悪化するのではないかとチーム内から声が上がり始め, 自宅退院を困難と口にする者も出始めた.「自分ができることは何でもしたい」と, 前向きな言葉を多くする妻を目にし, 夫婦で決断した意思を医療側がゆるがずに支え続けられるよう, 再度退院に向けて多職種チームでの合意形成の場を設けた. さらなる医療的ケア・介護技術の簡略化に向け意見交換を重ね, 指導内容の統一化を図っていった. また, 妻を励まし心の支えになるよう努めることを統一目的とし, 結果, 夫婦が望む自宅での生活の実現にたどり着くことができた.

■アンテナを張り思いをキャッチする

　普段，他患者とかかわっている場合であっても，何気ない会話が耳に入ったりその様子を目にしたりすることが多々ある．看護師は常に高いアンテナを張り，患者のニーズを非言語的なコミュニケーションの中からも察知し把握する必要がある．そのスキルは決して簡単なものではない．しかし，日々の中で大切なことは，「ただ聞き流さない」ということである．

　患者Dの場合も，退院支援看護師が夫婦の会話を気にかけ，声をかけたことがきっかけとなった．また，この声がけが妻の感情に寄り添うコミュニケーションとなった．たとえば，下線❶は妻がいつも夫の言葉に耳を傾けていることを労い，また，その行為に共感を示している．その言葉から，妻は自分を気にかけてくれていたことに気持ちがゆるみ，退院支援看護師に心を開き始めている．また，退院支援看護師は，自分が何を気にかけていたのか下線❷で明確に示し，妻の言葉を下線❸のように繰り返している．妻が語った言葉を繰り返すのは，受け手である退院支援看護師の熱意が伝わり，妻のメッセージが共有されたという安心感が生まれるコミュニケーション技法でもある．その安心感が下線❹の夫の意思の代弁と妻自身の意思の表出につながっている．さらに，それを退院支援看護師がうなずき聞いている「相づち」の技法は，相手の話を聞こうとする熱意を伝える効果があり，相手の話が促進されるといわれている．

　看護師は患者の最もそばにいる職種ではあるが，アンテナを常に高くする意識をもたなければ，大切な情報をキャッチできない．何気なく話している患者の言葉には，時には心の奥底にある思いを伝えるメッセージが隠れていることもある．このように，看護師は患者・家族との信頼関係を築き，患者本人の意思を引き出すコミュニケーションスキルを身につけることが望まれる．患者のアドボケイト（権利擁護者）としての役割があることを意識し，常に患者の言葉に耳を傾ける姿勢を持ち続けることが，ACPにつながっていくことを念頭においてほしい．

■本人が望む生活を支えるということ

　「人生の最終段階における医療・ケアの決定プロセスに関するガイドライン」の解説編における基本的な考え方として，本人，家族等，医療・ケアチームが合意に至るなら，それはその本人にとって最もよい人生の最終段階における医療・ケアである[1]と述べられている．妻は，自宅での生活において夫婦のみで過ごす時間を大切にしたいという意向を強く示した．チーム内では心配する声もあがったが，妻の意向は，患者Dの思いを代弁しているものとチームで受け止め，平日の昼食から夕食時の時間のみ居宅サービスを導入し，その他の平日の時間や日曜日は夫婦のみで過ごす時間を優先するようスケジュールを組み入れた．

　患者Dが退院した後，退院支援看護師とともに病棟看護師が交代で自宅に訪問したが，「あんな素敵なDさんの表情をみるのははじめてだった．家で過ごすということは，ああいうことなんだなと思った」と話していた．自宅訪問で，患者D，そして妻の表情が入院中と違い穏やかで活き活きとしていることを目の当たりにし，そこで感じたことすべてが多職種とともに行ったケアの評価として受け止めることができたのだと考える．妻は自宅に退

院することが現実的になった際，退院することへの不安以上に喜びや期待が大きくなっていき，医療者側が抱く不安も前向きにとらえ，「患者Dが望む生き方を支えるとは何か」を医療者側に伝えてくれていたように思う．その姿が医療・ケアチームが支援すべき本質的な目的を見直す機会となった．

　本事例では退院1ヵ月後，患者Dの最期を看取ったと妻から報告を得た．しかし，妻の表情に曇りは何一つなかった．大切な夫の意思を叶え，妻として役割を果たしたという達成感に溢れていた．

患者の希望の活かし方

　ACPにおいて，これまで看護の中で実施されてきた患者の価値観の尊重やACP，退院支援の内容を包括しながら，その内容が一連のプロセスの中で継続的に行われることを特徴[2]としている．患者Dの場合も本人が望む生活があり，その延長線上に最後の生活場所があり，決して退院支援やACPが特別なものではないようであった．基盤となる本人の価値観や希望を軸線としながら，これらのことを，本人，家族等，医療・ケアチームで考える体制が必然的になるよう努めていかなければならないと考える．看護師は，ACPの実施を進めるチームの中心的存在として，医療・ケアチームが支援すべき本質的な目的から逸脱しないよう，患者の価値観を理解し，希望に耳を傾けるケアを実践してほしい（図6）．

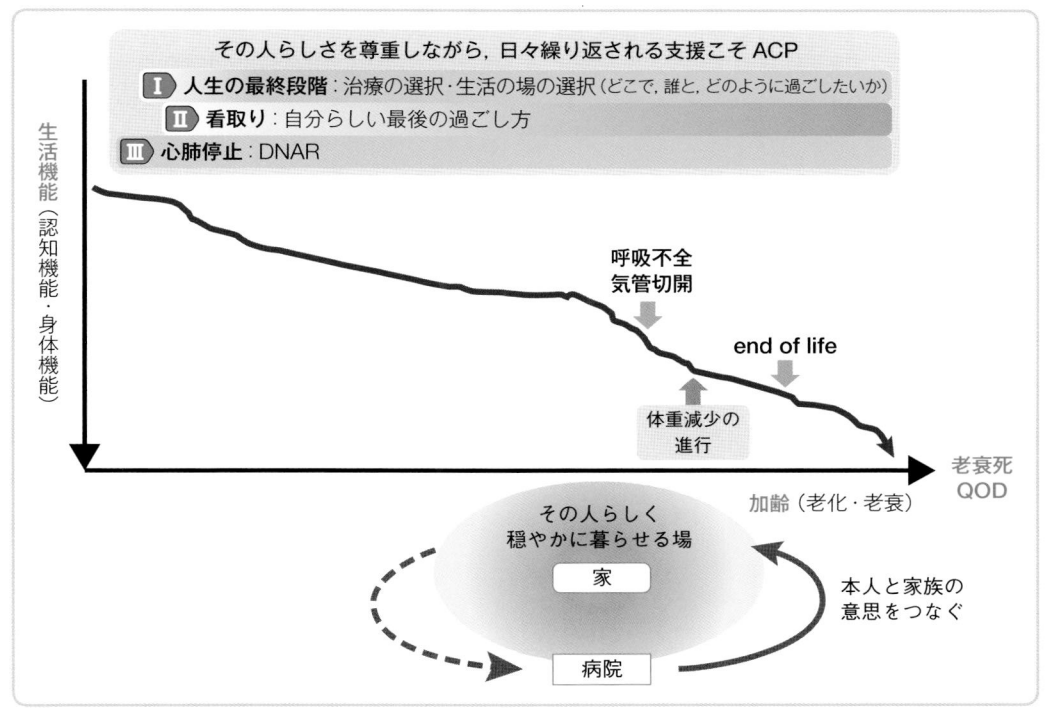

図6● 事例Dの患者・家族のACP

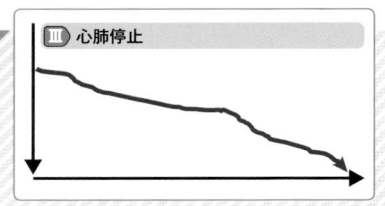

❯ 経過別アドバンス・ケア・プランニング

Ⅲ 心肺停止

概説

　高齢者と家族が最期を迎える準備を徐々に意識してもらうかかわりが必要となる時期として，「住まいがかわる時」，「自宅で自身の力で生活を営むことが難しくなった時」がある．生活の場の変更の時（入院の機会も該当する）には不測の心肺停止の場合を想定し，本人と家族または医療・介護の関係者でDo Not Attempt Resuscitation（DNAR）について話し合い，本人同意書に署名してもらうことが望ましい．DNARの合意形成がなく，本人からの直接の聞き取りが困難な場合は，家族（代理人）に今まで本人と具体的にそのような話をしたことがあるか，本人ならどう希望するかについて話し合い，DNARの指示確認を行うことはACPの大事なプロセスとなる．

問題の焦点と対応

　心肺停止のACPは，老衰や認知症だけでなく，急変時だれもが該当する．ここでは外来通院中にACPを確認していた事例を紹介する．

事例E 外来通院中にACPを確認した場面

　患者E：80歳代，女性．外来通院中にCT検査をした結果，手術適応のある腹部大動脈瘤がみつかった．医師より手術を勧められたが頑なに拒否していた．

医師 手術したら破裂の心配もなくなるし，今なら腎臓の状態もいいから手術することが可能です．

患者E 一人暮らしだし，子供もいない．頼りにしている姪に迷惑もかけたくないから，何もしなくていいです❶．

看護師 Eさん，いつも手術はしなくていいと話しているけど，手術のことどのように考えていますか？　わからないことはないですか？

患者E 大丈夫．手術はいらない．この歳まで生きてこられた．最期まで家にいて，畑仕事をしていたい❷．

看護師 そうですね．Eさん，畑大好きですもんね．万が一，破裂した時のこと考えたことありますか？

患者E 死ぬんだってわかってるよ．姪にもちゃんと話している．

看護師 Eさん，わかりました．ちゃんと身内の方にもお話しされていたのですね．ただ，

> 気持ちがかわった時や悩まれた時はすぐに教えてくださいね.

定期的に外来通院中に,医師と看護師で毎回治療の選択,DNARの意思確認をしていた.
2年後,畑で作業中に腹部大動脈瘤が破裂し救急搬送された.

患者E 何もしなくていい.ただ,痛いから何とかしてほしい❸.

姪 本人が苦しまないようにお願いします.ずっと手術も受けないと決めていたので.

救急医 鎮痛薬を使用すると血圧が下がるため,命にかかわりますけどよいですか?

患者E・**姪** はい.

看護師 Eさん,痛いですね.気持ちはかわらないですか?.

患者E (うなずく)

看護師 すぐに心臓血管外科の先生呼びますからね.

患者E ありがとう.痛い…….

医師 Eさんの気持ちはわかっている.本当に手術しなくてよいのですか? 今ならすぐ手術できますよ.

患者E 先生,本当に世話になった.私の勝手をきいてくれてありがとね❹.

救急外来では患者Eを知る関係者が集まり,患者の意向を尊重することが大切であると話し合い,患者Eに鎮痛薬を使用した.すぐに血圧が下がり,意識レベルが低下した.

看護師 Eさん,ずっと手術しないっていわれてましたね.

姪 自分で決めたことは絶対譲らない叔母なので.いつもいつ破裂してもおかしくないと話していたので,私も覚悟を決めていました.本当にお世話になりました.

事例解説E

　事例の患者Eは腹部大動脈瘤が破裂すると命にかかわることを理解しながら,治療を受けないという意思決定を行っていた.その中で,自分の生き方を大切にしたい(下線❶,❷)患者Eの希望に沿いながら,受診時には主治医と看護師が繰り返し患者Eの意思確認を行い,記録に残していた.最終的に腹部大動脈瘤が破裂した急変時にも,本人の意思確認(下線❸,❹)を行い,苦痛を緩和しながらDNARが施行された.

患者の希望の活かし方

　本事例は,外来受診時に継続したACPが行われており,主治医だけではなく看護師も治療の選択について意思確認を行っていた.診療録にも記録が残されていたことから,救急搬送された時にも本人の意思を尊重することに医療チームが動くことができた.事前に本人と家族が

合意した意思決定が行えていることは重要であり，その結果，時間を要することなく本人の希望を活かすことにつなげられる．

コラム①　「低栄養・食べられない」時こそ考える

　高齢者はmultimorbidity（多疾患併存）のことが多いため，治療をどこまで継続するのかといった点においてもACPが重要である．ACPを意識せずに「食べられないから点滴」，「体重減少しているからCVカテーテル挿入」という治療が開始されることで，浮腫や喀痰が増加し，呼吸苦といった高齢者の身体が悲鳴をあげる過剰な介入になっていないだろうか．生命予後や終末期であれば治療のゴールはどこにあるのか，高齢者の意思を汲み取ることは看護師の大きな役割である．

コラム②　認知症の人が食べない時の理由

　認知症の場合，食べられなくなっている理由について疾患特性を理解したうえでアセスメントすることが重要である．レビー小体型認知症では中等度の時期から嚥下障害が出現する．アルツハイマー型認知症では重度の時期に嚥下反射が低下し，最終的に嚥下反射が消失するといった特徴がある．

　また，認知症が進行すると，食事をみても食べものと認識することが困難（失認）となり，食べ方がわからず（失行）食べる動作が開始できないことや，視力低下や視野狭窄によって食べものを十分に認識できないことがある．また，注意や集中が散漫になるようなざわついた環境であると，食事動作が止まることがある．認知症の症状なのか，食べられなくなってきた時期なのかの判断は重要である．

●引用文献

1) 厚生労働省：人生の最終段階における医療・ケアの決定プロセスに関するガイドライン解説編．＜https://www.mhlw.go.jp/file/04-Houdouhappyou-10802000-Iseikyoku-Shidouka/0000197702.pdf＞（2022年1月1日閲覧）
2) 田代真理ほか：がん患者への看護師のアドバンスケアプランニング．日がん看会誌 **33**：45-53，2019

第**3**章

退院・転院後の
ACP

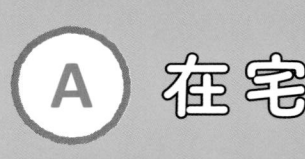

1 訪問看護師が行っている ACP

概説

患者にとって病院というのは特別な環境である．自宅とは異なり緊張感がある病院内で患者が問われた「これからの希望や求める生き方」への答えに対して，医療者は「本当の気持ちなのだろうか？」と疑いをもち，その後も意思確認を継続することが必要となる．

病院を退院して自宅に帰ると患者や家族は気持ちが安らぎ，気がかわることは多い．また患者が馴染みの人に本音を漏らして自然なかたちでアドバンス・ケア・プランニング（ACP）が進み意思決定が覆ることもある．退院後に患者や家族が「病院での話し合いで決めたことを守らなければならない」という思いにならないためにも，看護師は，「気持ちは変化するのがあたり前だという姿勢でACPを行うことが好ましい．そして自宅に戻る際には病院看護師から訪問看護師に患者の意思を申し送り，訪問看護師は，その意思がかわるのは当然であるという認識のもと，自宅で引き続きACPを繰り返すことが大切になる．

問題の焦点と対応

a. 明確な意思を表現する患者と家族の場合

患者と家族の思いが食い違ったり，家族間で意見が割れたりするのは通常の出来事である．意見の相違を短期間で解決することは難しく，それを強いると，どちらかが納得しないままの意思決定につながってしまう．それを避けるためには，決定を先送りにして看護師が患者や家族の心のゆれに付き合うことが，時には必要となる．以下に示すのは，「自宅で最期を迎えたい」と明確に意思を表現する患者に対して，家族は戸惑い反対したが，時間の経過とともに家族の中に患者を支える意識が芽生え，患者の希望が叶えられた事例である．患者・家族互いの思いを尊重しながら，対立する意思を合意に導いたプロセスを解説する．

事例A 患者と家族の思いが異なる場面

　患者A：68歳，女性．独身の娘と二人暮らし．娘は仕事をもっており日中は不在である．
　腰の痛みを機に入院し，肺がん原発の多発性骨転移と診断された．もともと抗がん剤の使用には否定的な価値観をもっており治療をすべて拒否したため，医師からは治療をしなければ予後半年以内だろうと告知された．病院でのACPでは，「免疫力を高めながら生活し，延命はせず自宅で最期を迎えたい」という本人の意思を確認したが，家族は拒否的な意見を述べてホスピスの入院を希望した．家族間での話し合いは平行線であり，病院看護師は結論が出ないまま訪問看護に引き継ぐことに躊躇していた．

■ 退院の時期

会話：退院時カンファレンス

病院看護師 これから（退院後）お世話になる医師や看護師にAさんの思いを伝えて，どのようにサポートしてくださるかを考えましょう．

患者A 抗がん剤は人間にとって害でしかないと思っています．自然に暮らして，治療は何もしたくないです．<u>延命は望まず死ぬまで自宅で暮らしたいです．</u>

病院看護師 ご本人は自宅で最期を迎えたいと希望されています．

娘 母は頑固なので，人の意見は聞き入れません．母が望むようにしてやりたい気持ちはありますが，<u>苦しむ姿はみたくないし，私は恐怖で自信がありません．できたらこのまま入院していてほしい</u>というのが正直なところです．

訪問看護師 娘さんの心配はよくわかります．まだお元気なので，まずは残された時間を大切に使うことを優先にしながら，<u>一緒に先のことを考えていきましょう．</u>

在宅医 この先，痛みが強くなってきたらお薬の力を借りましょう．それは治療ではなく苦痛の緩和です．自宅でも病院と同じように痛みや苦痛の緩和は可能です．

患者A 治療はしたくないと伝えたら見捨てられるかと思ったけれど，家に帰ってからも，こうして皆さんが支えてくれると思ったら安心しました．苦痛はとってほしいので，よろしくお願いします．

娘 どうなるのか想像もつかないので不安です．ホスピスの申し込みもお願いします．

　本人の希望に家族は戸惑いながら自宅に退院することになった．退院後は骨折を予防するために室内も車いすでの生活となった．痛みについては足腰の鈍痛があるものの，できるだけ薬を使いたくないという本人の希望により，鎮痛薬はあまり使わず経過した．介護タクシーを使って娘と二人で思い出の地に小旅行をし，本人から「思い残すことは何もない」という言葉を聞くことができた．

■ 訪問看護導入期

　退院して3ヵ月が過ぎたた頃から痛みが強くなるが，強い薬を使うことを好まず，痛みを我慢して苦痛に耐える生活となった．そこで訪問看護師はオピオイドの使用を視野に入れながら娘がいる日を狙って訪問し，話をすることにした．

> **訪問看護師** 鎮痛薬は治療ではなく，痛みを緩和して生活を楽にし，残された時間を大切にするためのものです．今の痛み止めでは楽に過ごせないので，もう少し強い薬にかえてもらいませんか？
>
> **患者A** 薬は好きじゃないのよね．これくらいの痛みは大丈夫．痛みは危険信号でしょ．痛みが消えて動き過ぎて骨折するのは嫌なので．もっと苦痛になったらまた相談するわ．
>
> **娘** このまま家にいて大丈夫なんでしょうか．歩行もできず，昼間一人で苦しんでいるのかと思うと仕事にいくのも心配になります．
>
> **訪問看護師** Aさんは残りの時間をどのように過ごしたいですか？
>
> **患者A** 何もせず自然に任せて気がついたら死んでいたというようにしたいわ．お葬式もお墓もいらない．誰も知らない間にこの世から静かに消えていきたい．看護師さん，そうできるように助けてほしいの……．
>
> **娘** 延命は嫌だというのはずっと聞いてきたけれど，私はお母さんに生きていてほしい．苦しむ姿はみたくないの．
>
> **訪問看護師** 死が訪れるのはもう少し先になると思います．それまでの間，どんなふうに生きていたいでしょうか？
>
> **患者A** 何もしたくない．心残りはないの．早く迎えがきてくれたらいいのに．こんなといって娘を苦しめているわね．
>
> **娘** そうよ．勝手なんだから……．私はお母さんの苦しむ姿をみるのがつらいの．
>
> **訪問看護師** 娘さんのつらさを取り除くためにできることがあるのではないでしょうか．
>
> **患者A** そうね．たまには娘のいうことを聞かなきゃダメね．薬で痛みが治まれば娘も安心するものね．
>
> **訪問看護師** 今の痛みが軽減できるよう，主治医に薬剤の処方をしてもらいませんか？
>
> **患者A** そうお願いしてください．

　3者で話す機会をもつことによって，娘も気持ちをぶつけることができ，頑なな患者Aの気持ちも和らぎ，痛みの緩和で生活の質（QOL）を向上させる方向へと向かうことができた．患者の意思の尊重は大切ではあるが，患者の意に反する内容であっても有益な情報は提供することが必要である．また，患者を支える家族の思いも重視して意思決定をサポートすることを忘れてはならない．

　話し合いの後，オピオイドの使用が始まり痛みが緩和された．また呼吸苦が出始めていたため，医師から酸素の利用が勧められ，在宅酸素が導入となった．そうして患者Aが穏やかに生活できるようになったことで娘の気持ちも和らいだ印象を受けていた．

■在宅療養期

　1ヵ月ほどは安らかな日々が続き，訪問看護では体調管理やペインコントロールの他，リラクゼーションを目的とした保清ケアや，対話によるメンタルケアなどを提供した．その後，徐々に食事量が減り日常生活動作（ADL）も低下していったが，娘と訪問看護師が顔を

合わす機会は少なく，電話やメールでコミュニケーションを図っていた．

　ある日，娘が帰宅した時にトイレからの立ち上がり時に転倒して立ち上がれなくなった患者Aを発見した．驚いた娘はとっさに救急車を呼び，以前入院していた病院に搬送された．患者Aに怪我はなく，本人は早期退院を希望しているが，娘はこのまま自宅に戻すのは心配だといっているとの情報が，病院看護師から訪問看護師に提供された．病院看護師は，家族が無理だといっている状態では自宅看取りは無理ではないか，ホスピスへの転院のほうが安心なので転院を検討するという意見であった．しかしそれでは本人の希望に反するため，訪問看護師が電話で娘と話をすることにした．

> **訪問看護師** お母さんは自宅で最期を迎えたいと希望されています．実現は難しいでしょうか？
>
> **娘** 父を早くに亡くしてから母と二人で暮らしてきました．その母が食事も食べなくなっていき，どんどん弱っていく姿をみるのが怖いんです．本当は希望を叶えてあげたい気持ちはあるけど不安と恐怖でいっぱいだから自信がないです．
>
> **訪問看護師** 不安ですよね．娘さんの不安な気持ちはよくわかります．夜間困ったことがあればいつでも駆けつけるので一緒にお母さんの希望を叶えて差し上げませんか？
>
> **娘** 母が苦しんでいるのに仕事にいくことがつらいです．でも職場で大きな仕事を任されていて，休みにくいことが母に申し訳なくて……．
>
> **訪問看護師** お仕事は継続してください．みんなで支えていきますから．

　話を続けるうちに，母親の死を受容できない娘の危機状態が明らかとなった．また娘は容易に仕事を休めないポジションであることも不安の要因であった．自宅での安定期，訪問看護師は娘とコミュニケーションをとっているつもりでいたが，それは単なる情報伝達となっており，家族のメンタルケアにはつながっていなかったことを反省した．娘の不安を傾聴することにより，不安ではあるが自宅で看取る方向へと娘の意思は傾いた．ケアマネジャーとも相談し，日中はヘルパーを導入することで患者Aが一人でいる時間を減らし，看護師は訪問回数を増やしてサポートすることを決めて自宅に退院することとなった．

　自宅で看取ると決めていても，アクシデントがあると家族はとっさに救急車を呼ぶことがある．救急の場面では患者の意思と反する救命処置をされることもあるため，家族には，あらかじめ予測されるアクシデントに対する対応と，緊急時はどこに連絡するかを明確に伝えることが大切である．

■終末期

　入院中にADLは低下し，呼吸状態も悪化して，退院後はベッド上での生活となった．食事量は低下していき水分のみをとることができる状況であったが，本人の希望をもとに点滴は行わず，摂取できる水分量だけでの生活となった．娘は仕事を継続しており，訪問看護師は時折娘が在宅している時間や曜日に訪問して今後の見通しを説明して不安の傾聴に努めていた．数日が過ぎ，患者Aの脱水が強くなり意識状態も低下してきた段階で，娘は介護休暇をとった．娘は夜間手を握って過ごすなど献身的に母に付き添い，1週間後に患者

Aは娘に見守られながら息を引き取った.

■グリーフケアの時期

患者Aが亡くなって1ヵ月が過ぎた頃,訪問看護師は自宅を訪れ娘と話をした.

> **娘** 母は昔から自分の意志を貫く人でした.痛みに耐える姿をみるのがつらかったのですが,今思えばそれも「母らしさ」だったのですね.はじめは自宅で看取るなんて絶対無理だと思っていましたが,母と一緒に暮らすことで自然に覚悟ができてきました.母の思いを尊重できてよかったし,私も満足できました.最後の1週間は私にとって貴重な時間だったと感謝しています.

事例解説A

　患者Aは,退院時カンファレンスで治療を拒否して自宅で最期を迎えたいという意思を述べ,近く訪れる「死」を受容していた.しかし家族は不安や恐怖を口にして入院の継続を求め,意思の統一が困難であった.このように患者と家族の思いが反発した場合,どちらかが遠慮して気持ちを曲げて解決することは少なくない.それを避けるために,結論を出さず訪問看護師が「帰ってから一緒に考える」という姿勢で自宅療養を開始した.介入するプロセスで,「患者の希望を叶えたいが不安が強い」という家族の思いが明らかとなり,時間をかけてその不安に寄り添った.その結果,患者の希望どおり自宅で最期を迎えることができたと同時に,患者の望みを叶えられたという家族の満足につながった.

　病院では限られた時間の中でACPに取り組むこととなり,終末期の場合は最期を迎える場所の選択を急いでしまう.しかし,結論が出てから訪問看護につなぐ必要はなく,長いスパンで患者に寄り添うことができる訪問看護師にACPを引き継ぐことが重要である.

　本事例は患者の意思が明確であり自己主張できたため望む最期の実現に至ったが,多くの場合,本人が家族に遠慮したり,周囲が家族の負担を考慮したりしてホスピスへの入院という選択になりやすい.ACPとはプロセスであるということを念頭に,病院で結論を得ようとするのではなく,訪問看護師にバトンを渡してほしい.

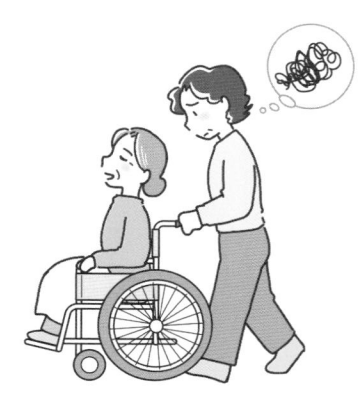

b. 自己決定能力の有無が確定できない患者の場合

　次は，高齢で自己決定能力の有無が確認できずに周囲が決めた選択に従うことを迫られながらも，最終的には本人の意に沿った最期が迎えられた事例である．認知機能が低下した独居の高齢がん患者に対して，病院はホスピスへの入院を勧めた．しかし病院嫌いで入院を拒否していた過去から，長年患者を支えてきたヘルパーが意思を推測し，訪問看護師が代弁しながら自宅で最期を迎えたプロセスを解説する．

事例B　がん末期患者の意思を確認・推測する場面

　患者B：乳がん．94歳，女性．要介護1．戦争で夫を亡くし，子どもはなく独居を続ける．定年まで中学の教諭をしており，定年後もカルチャースクールの講師などを務めていた．近所に遠い親戚がおり，キーパーソンとしてサポート体制はあるものの，これまでは頼ることはほとんどなかった．患者Bの自立心は強く施設入所は拒否し，歩行が不安定なためヘルパーの買いものなどの家事支援を受けて自宅で暮らしてきた．

　乳がんはⅣ期で発見されたが，年齢的にも積極的な治療はしない方針となった．外来で患者Bに告知はされたが予後は不明であった．認知機能は短期記憶の低下がみられ，認知症の診断はされていないものの思考の硬さや易怒性の向上が目立った．病院では，独居であることから最期はホスピスで迎えることを勧められ，ホスピスへの入院までの体調管理を目的に訪問看護の依頼があった．

■訪問看護導入期

会話：訪問看護導入時

ケアマネ 体調が心配なので，看護師さんに自宅にきてもらいませんか？

患者B 誰の世話にもなりたくないわ．自分のことは自分でできるので，看護師さんにきてもらわなくても大丈夫です．

キーパーソン 一人暮らしで心配だから，たまに体調をみてもらって，話も聞いてもらえばよいのではないですか？

看護師 Bさんの希望をお伺いして，その希望を叶えるためにお手伝いさせていただけたら嬉しいのですが……．

患者B 私の希望は自分のことは自分ですること，この家で暮らすことです．

看護師 この家で暮らし続けることを，私たちはお手伝いしたいのです．

ケアマネ：ケアマネジャー（以降同）．

　キーパーソンから話を聞くと，患者Bは病院嫌いで入院はしたくないというため，ホスピスへの入院予定は本人に伝えていないとのことであった．周囲は，本人の意思に反することを伝えると怒り出すため必要以上に説明していない印象を受けた．また，がんの告知を受けたものの，患者Bは自覚がない様子で，最期の場所はホスピスという提案を切り出すきっかけがないということであった．訪問看護師は，本人抜きで話が進んでいることは問題だと考えていた．また，長年サポートをしているヘルパーから情報収集を行うと，患

者Bの自宅にはたくさんの思い出が詰まっており，ずっとここで暮らしていたいという発言を常にしていたとのことであった．

■在宅療養期

　訪問看護が始まってからは，できることを奪わない姿勢，自尊心を傷つけない姿勢で接し，信頼関係の構築に努めた．訪問を重ねるうち，徐々に患者Bは看護師を受け入れて心を開くようになっていった．

会話：安定期の場面

患者B 私はこの家の庭が好きなの．ここに座って庭を眺める時が一番好きな時間．

看護師 素敵なお庭ですね．

患者B 昔はこの家には教え子がよくきてくれたものよ．この家が一番落ち着くわ．

看護師 Bさんには，ご自宅にできるだけ長くいていただけるようにと思っていますが，最期はどこで迎えたいというような希望はありますか？

患者B 縁起でもないこといわないで！　そんなこと考えたくないわ．病院は大嫌いだから入院はしたくない．

　訪問看護師は「考えたくない」という意思を尊重して話を終えた．患者Bの病院に入院したくないという意思は確認できたものの，キーパーソンには自宅で看取るという選択肢はなく，ホスピスの申し込みを急いでいた．本人はホスピスの見学を拒否し，死を迎える準備の話には応じない姿勢が続いた．その後，キーパーソンは半ば強引にホスピスの見学に連れていき，申し込みを終え入院時期を模索していた．

■終末期

　痛みはほとんどないものの，徐々に体力がなくなり食事が食べられなくなっていった．排泄はトイレを希望していたが，それ以外はベッド上での生活となった．しかし入院は拒否的であり，庭のみえる位置に介護ベッドをおいてヘルパーと看護師が毎日訪問して介護・看護にあたった．水分も喉を通りにくい状況となったが，入院するかと尋ねても静かに首を振って「ここにいたい」といった．キーパーソンは介護に協力的ではなかったものの，その姿をみて入院させるきっかけを失っていた．

会話：終末期

キーパーソン あんな状態で一人で家にいて大丈夫でしょうか．

看護師 訪問したら亡くなっているという状態になるかもしれません．しかしそのように死が訪れるのはBさんが希望されていることではないでしょうか．

キーパーソン 一人で死ぬなんて可哀想．また，自分が訪問して亡くなっていたら怖いです．

看護師 病院にいても亡くなる時は一人です．幸いがんの痛みはなく，息苦しさも少ないので，自宅で静かに最期を迎えられるように思います．人は朝方に亡くなることが多いので，毎日朝一番には看護師が訪問するようにします．

> **キーパーソン** それが本人の希望ならそうしてやってください.

　訪問看護師は，ヘルパーからの情報や患者Bの意思が伝えられる時期に話した内容から，患者Bの気持ちを推測して代弁し，患者Bの価値観に沿った最期が迎えられるサポートを行うことにした．1ヵ月ほど小康状態が続いたが，徐々に全身状態がわるくなっていった．ある日看護師が訪問すると，チェーンストークス呼吸（死戦期呼吸）となっており，死期が近づいてきたことが予測できたためキーパーソンを呼んだ．キーパーソンは自分の家族や患者Bの知人を集め，結果的にはたくさんの人たちがベッドを囲み，人々に見守られながら息を引き取った．

■ グリーフケアの時期

会話：キーパーソンの感想

> **キーパーソン** 一人暮らしのBさんが，まさか自宅で亡くなることができるなんて思ってもみませんでした．一人じゃ可哀想だし，夜は泊まろうかとも思いましたが，本当は怖かったんです．だから早くホスピスに入ってほしいと思っていました．でもBさんはそれを望んでいなかったので悩みました．最期の安らかな顔をみて，あの時入院を急がなくてよかったと思っています．

事例解説B

　看護師は患者の意思を尊重したいという思いから，人生の最期の過ごし方について問うたが患者Bは「考えたくない」と語った．「考えたくない」というのもその人の意思であるため，無理強いせずにその意思を尊重することを選択した．本事例では，「入院はしたくない」，「庭を眺める時が一番好きな時間」という発言があったため，最期まで自宅にいることを願っていると推測して訪問看護師はサポートを行った．直接的な言葉で意思を確認できなくても，日頃の会話の中でその人の価値観を知り，代理決定することも時には必要である．また，「一人では可哀想だ」というキーパーソンの発言は，自分が看取るかもしれない恐怖への言い訳であったのかもしれない．看護師は片方の意見に引っ張られることなく，冷静に状況を俯瞰して折衷案を検討することが求められる．

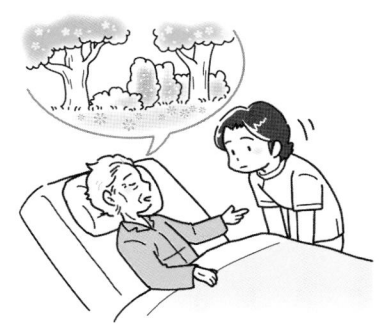

c. 医療者への態度が横柄で本人の価値観が尊重されずにいた患者の場合

　次は，自分らしい生き方を求めながらも，医療者への態度が横柄で，医療者からその価値観を尊重されずに入退院を繰り返し，最期を迎える場所を自己決定できないまま自宅で亡くなった事例である．望む生き方を表現しない患者であったが，訪問看護師が暮らしの様子をみる中から患者が大切にしていることや希望を推測し，望んだのであろう最期の迎え方をサポートした．そのプロセスを解説する．

事例C　心不全終末期患者の意思を推測する場面

　患者C：72歳，男性．慢性心不全．妻を交通事故で亡くし，独居で身寄りはなく，自由気ままに生きてきた．心不全が進行しているため，病院では過負荷を避けた生活や，塩分制限などの指導を再三受けるが効果はなく，家に帰ると暴飲暴食で徐々に体調がわるくなり入退院を繰り返していた．病院でACPを重ねるが話が進まなかったが，病院看護師は自宅でも医療者の目を入れて生活指導が必要であると判断したため，病院看護師から自宅療養が継続できるよう日常生活の管理や指導を目的として訪問看護の依頼があった．

■ **退院の時期**

会話：退院時カンファレンス

病院看護師　もう入院しなくてよいように，訪問看護師に助言をもらって生活してください．

患者C　私は子どももいないし，この先どうなってもいいので好きにさせてほしい．本心は訪問看護はいらないと思っているんだよ．

病院看護師　そんなこといったら困ります．長く生きられるように助けてもらいましょう．

訪問看護師　自由を奪うつもりはありません．Cさんが思いどおりに生きられるようお手伝いするのが訪問看護の役割です．

患者C　しんどくなったら病院にくるつもりだけど，仕方ないから訪問看護にきてもらおうか．

　病院では病院看護師の価値観を患者Cに強要している印象があり，それに反発するかたちで患者Cは価値観をかえる意思がないことを述べていた．おそらく患者Cは医療者から「厄介な患者」とレッテルを貼られコミュニケーションも十分ではなかったと推測できた．医療の場は，ともすれば医療者の意に沿うことが善となりがちである．それでは患者は本心を話せないと考え，訪問看護師は患者の望む生き方をサポートする姿勢を強く意識してかかわることにした．

■ **安定期**

　患者Cは，病院では訪問看護の介入に拒否的だったものの，いざ開始すると受け入れは良好であった．自宅は不要なものが散乱していたが，仏壇には30年前に亡くしたという妻の遺影が飾られており，それが患者Cの心の支えになっている印象を受けた．

> **会話：自宅でのACP**
>
> **患者C** 病院は塩分制限やら水分制限やらと細かくいうんだよ．食べたいものも我慢して生きるくらいなら死んだほうがマシ．
>
> **訪問看護師** いつ死んでも構わないと思われているのですね．
>
> **患者C** 長生きしたって楽しみもないからね．長生きはしたくない．
>
> **訪問看護師** では，すぐ病院にいかれるのはなぜなんでしょう？
>
> **患者C** そりゃぁ苦しいからだよ．楽にしてほしいし，苦しくなると心臓が止まるんじゃないかと心配になるよ．
>
> **訪問看護師** ご自宅よりも病院のほうが快適ですか？
>
> **患者C** 病院は窮屈でかなわない．いうことを聞かなければ放り出されかねないし，入院はいいもんじゃないよ．寿命が縮まる．でも一人だから寝込んだら誰も面倒をみてくれないしどうしようかな……．
>
> **訪問看護師** 病院は患者さんの命を救う使命があります．病院にいくというのは，命を救ってほしいとお願いにいっているのだから，窮屈なのは仕方ないかもしれませんね．そうやって入院を繰り返すことで大切な時間を無駄にしていませんか？
>
> **患者C** 命が惜しいわけじゃないが苦しいのは嫌なんだ．
>
> **訪問看護師** 自分の命の使い方は自分で決めたらよいと思います．長生きを目指すのではなく，苦痛なく日々が暮らせるように一緒に考えさせてください．

　患者Cとの話の中で，日常生活に我慢を強いて延命するよりも，思いどおりの生活がしたいと希望していることがわかった．そのため，訪問看護だけではなく訪問診療の介入を提案し，体重や浮腫の状況などを指標に，異常を早期に発見して注意喚起や利尿薬の投与など早期対応が行える環境を整えたことで入院は減ってきた．また，心臓が突然止まったらどうしようという不安や，身寄りがない自分が寝込んだらどうなるのかという不安など，心理的なストレスが強いこともわかったため，保険で使えるサービスの説明を行い，いざとなれば支えるシステムがあることで安心感へとつなげた．

　ACPについては，訪問看護師との何気ない会話の中で，最期はどこで迎えたいかを問うような話をしても患者Cは答えないまま時間が過ぎ，状態の増悪と寛解を繰り返しながら，徐々に状態は悪化していった．体の状態は悪化しても，日常生活のサポートは近所の人やヘルパーが行い独居を継続していた．

■終末期

　在宅医は心不全の治療を行ってきたが，心機能は悪化しており緩和目的の治療に方向転換する時期だと判断した．それを本人に伝え，今後の療養先を決めるために本人と在宅スタッフで話し合いの場をもった．

> **医師** 心臓の働きは限界にきています．これ以上積極的な治療を行うことは難しく，苦痛をとる方向に治療を転換するほうが楽に過ごしていただけるかと思います．

> **患者C** 早く楽にしてほしいです．うまく死なせてください．
>
> **ケアマネ** 先生，こんな状態なのに病院にいかなくて大丈夫なのでしょうか．
>
> **医師** 病院で過ごすほうが安心ですか？
>
> **患者C** どうでもいい……．それより楽になりたい．
>
> **ヘルパー** Cさんは時折奥さんの遺影をみて「ずっと家にいたい」とおっしゃっていました．
>
> **訪問看護師** 以前から病院で過ごすのは嫌だとおっしゃっていました．自由気ままに過ごしたこの家で逝くのが幸せではないでしょうか．
>
> **医師** 移動中に亡くなる可能性もあるので，皆で支えることができるなら，このまま自宅で緩和がよいかもしれません．
>
> **ケアマネ** 一人暮らしなので心配ですが，Cさんが希望されているなら……．
>
> **医師** Cさん，楽になるお薬を使ってこのまま自宅にいましょうか？
>
> **患者C** （うなずく）

　もともと入院生活を好んでいなかった発言をもとに，ヘルパーや訪問看護師が代弁して自宅で緩和ケアを提供し，自宅で看取る方針となった．また「楽になりたい」という言葉から，鎮静薬の使用については，本人の希望であると判断して使用が開始された．妻が眠る仏壇の隣に位置するベッドで，患者Cは傾眠傾向で約1週間を過ごし，訪問看護師が訪問した時にベッドの中で息を引き取っていた．

■ **デスカンファレンス**

　医師・訪問看護師・ヘルパー・ケアマネジャーでデスカンファレンスを行い経過を振り返った．サポートしていたヘルパーは，唯一の身寄りともいえる妻の仏壇の隣で最期の時間を過ごせたのは幸せだったのではないかと語り，その他のスタッフも同様の意見を述べた．

　がん末期と異なり，心不全末期の場合は，増悪してそのまま死に至るという経過ばかりではなく，増悪と寛解を繰り返しながら徐々に死に向かっていく特徴がある．そのため，死期を予測することが難しく，患者Cに対しても今後の見通しの説明が困難であり，意思決定のタイミングを逃したことを反省した．しかし在宅スタッフで代弁したことが患者Cの意思であったか否かは判断できないものの，患者Cらしい最期の姿であったと振り返った．

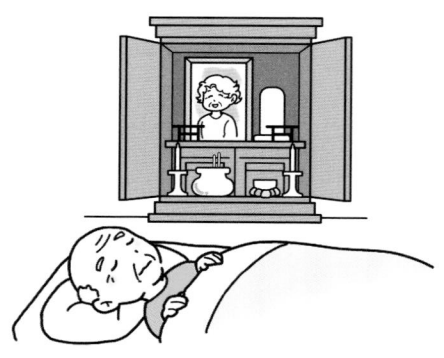

事例解説C

　入院中は心不全悪化を避けることを優先する医療者と，我慢するのではなく自由に暮らしたいという患者の意思が拮抗していたが，退院後の発言から，心不全末期で死と隣り合わせの恐怖と戦っていることと，「苦しむのは嫌だ」という明確な意思がわかった．また暮らしぶりをみて，独居ではあるが妻の思い出とともに暮らしていることが理解できた．そのため，在宅では，苦痛を緩和しながら妻の遺影のそばで最期を迎えるという希望を推測してかかわった．病院は生命を守ることを優先する場所であるため，医療者は生命の維持を前提とした介入になることは致し方ない．しかし大切なのは，生命を維持する理由（何のために生きるのか）を問うことではないだろうか．それは暮らしに触れなければみえてこないことが多いため，病院看護師で完結しようとするのではなく，訪問看護師にACPのバトンを渡してほしい．

患者の希望の活かし方

　病院とは異なり在宅では多職種が顔を合わせる機会が少なく，積極的に相手と連絡を取り合って情報共有することが重要である．とはいえ，それぞれが多忙な中で，コミュニケーションを密にして多職種が同じ情報を共有することは容易ではない．また，画一的な紙面での情報提供では，病状やADLの状況などの報告に偏ってしまいがちとなる．そのため在宅領域では，閉鎖的なソーシャルネットワーキングサービス（SNS）を使ってチームが情報共有する手段が広がっている．それは，それぞれの職種が患者とかかわって気づいた情報を書き込んで共有するものであるが，情報提供の際にはACPを強く意識して，患者や家族の価値観が想像できるような発言の共有に努めることが求められる．

訪問看護師が病院看護師に求めること

　病院看護師から訪問看護師に連絡がくるのは，退院する患者や外来通院中の患者に訪問看護の導入を決定してからとなる場合が多い．病院看護師は患者や家族と一緒に自宅療養の可否や最期を迎える場所を検討し，自宅療養や自宅看取りを決めた時点で訪問看護の介入依頼を行う．病院看護師が自宅療養のアドバイスを行うことで，患者や家族の多くはイメージがつかないまま選択を迫られてはいないだろうか．そうだとすれば，患者や家族の選択肢の幅を狭めてしまう．そのような現状を払拭するために，病院看護師と訪問看護師の垣根を低くして気軽に相談できる体制を整えることや，決定前に患者や家族が訪問看護に相談できるシステムの構築を求めたい．

　また退院時カンファレンスでは，患者や家族の希望を病院看護師が代弁し，訪問看護師には病院側の要望を伝えられることが多い．しかし患者や家族にとって病院という環境は非日常であり，自由に自己主張できる場ではないため，自宅に戻って気づく自分の価値観や希望もたくさんある．病院看護師はそれを理解し，院内のACPによる患者の意思が，必ずしも決定事項ではないという認識で在宅に引き継ぐことが大切である．退院時カンファレンスに求めたいのは，病院でのACPをもとにした決定事項に鑑みながらも，患者や家族を中心におき，病院看護師と訪問看護師がともにテーブルを囲んで今後の方針をすり合わせるというプロセスの共有である．病院看護師には，退院時カンファレンスは決めたことを引き継ぐだけの場ではなく，病院と在宅のチームが一緒に考える場であるという認識をもつことを望みたい．

　訪問看護の現場では，患者は医師に自分の治療方針に意見をいいにくいという現状を目にすることが多い．次の事例は，医師や家族に本心が伝えられず，治療の副作用に苦しんでいたため訪問看護師と病院看護師が連携してACPを行ったものである．

事例D 看看連携でACPを行う場合

　患者D：35歳，女性．胃がんで手術をしたが数年後に再発し，抗がん剤治療を繰り返していた．抗がん剤の副作用で体調不良が続き，るい痩が激しくみられた．訪問看護師はメンタルケアに努めていたが，ある時患者Dが「諦めたくないと思い闘ってきたが，もう限界．しかしこれまで支えてくれた家族に自分から諦めるとはいえない．また熱心に治療してくれる医師にも，もういいとはいえない」という気持ちを伝えてくれた．そこで訪問看護師は患者Dの本音を病院看護師に伝えることにした．

会話：訪問看護師と外来看護師の情報交換

訪問看護師 Dさんに対する治療について，今後の方針はどのようになっているでしょう？

外来看護師 Dさんは医師に「最後まで諦めたくない」と伝え，前向きな発言をされるので，できる限りの治療を継続している状況です．

訪問看護師 Dさんは毎日つらい状態が続いており，もう限界だと思われているようです．

外来看護師 外来にこられた時は「頑張る」とおっしゃっており，そんな気持ちでおられるとは知りませんでした．Dさんはまだ若いので，医師も積極的に治療することしか考えていない印象です．

訪問看護師 病院の皆さんが親身になってくださるので，後ろ向きの発言ができなかったようです．それは家族に対しても同じようです．

外来看護師 そうだったのですね．医師に情報を提供するとともに，次の診察時には看護師が同席し，ご本人の気持ちを医師に伝えやすい環境をつくるようにします．

外来看護師は医師に情報を提供し，患者Dの受診時には医師とゆっくり話せる時間を確保するとともに，家族を含めてACPにつながる話ができる環境設定を行った．その結果，抗がん剤治療は中止し，残された時間を有効に使うという意思決定がなされた．受診後，外来看護師から訪問看護師に状況の報告があり，病院受診は終了して在宅医が診療を引き継ぐことになった．その後，患者Dは自宅で緩和ケアを受けながら趣味の手芸を楽しむなどして穏やかに過ごし，家族に見守られながら息を引き取った．

事例解説D

病院の中にいる患者は緊張や混乱していることが多く，自分の気持ちや価値観に向き合うことが困難な場合も多いのではないだろうか．また，医療者や家族への遠慮から本当の気持ちを伝えられない場合もある．だからこそ「ACPとはプロセスである」ということを念頭に，患者の一番近くにいる看護師同士がシームレスに連携しながら，患者のゆれ動く気持ちをサポートしたい．「時々病院ほぼ在宅」という状況が求められる地域包括ケアシステムの中で，病院看護師と訪問看護師が常に連携しながら，一人ひとりの生きるプロセスを支えることが大切である．

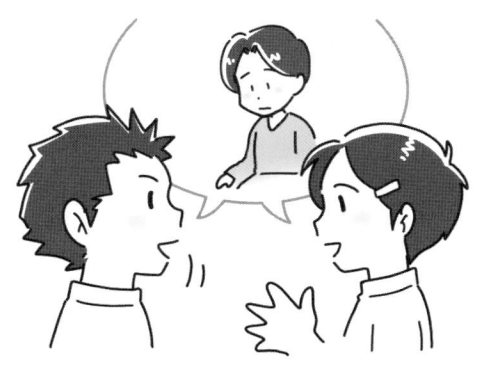

 **訪問看護師のためのとっさの会話例**

　在宅でのACPでは，家族関係に深く踏み込んだ話をすることが多々ある．家庭のあり方や家族関係に対しては，その人が育った環境によって「こうあるべき」という価値観が存在する．看護師も医療者の前に人として，家庭や家族のあり方に対して独自の価値観をもっており，相手の発言に対して，自分の価値観で賛否を考えてしまう．

　たとえば，「最期まで住み慣れた家で暮らしたい」という患者に対して，娘が「母親の面倒はみたくない」や，妻が「主人の介護は嫌だ」と伝えた場合，弱者である患者を庇いたくなる．しかしその状況は，その人が生きてきた歴史の中で形成されており，他人が否定や肯定することはできない．そんな場合は，どちらの発言も肯定し，**「お互いに犠牲になることがない方法を考えましょう」**と伝え，社会資源を紹介することから始めてはどうだろうか．

　病院は，その組織に患者や家族が入ってくるという構造であり，病院の看護では，その組織や医療の価値観に患者や家族がある程度沿うことが求められる．しかし，在宅看護の場は患者や家族が暮らす自宅であるため，在宅の看護では，相手の価値観に看護師が沿って対応を考える必要がある．対話の中で「おかしい」と思っても否定せずに，まずは受け入れることが大切である．

Ⓑ 居住系サービス

❯ 居住系サービスとは

　本項で取り上げているサービス付き高齢者向け住宅(サ高住)と看護小規模多機能型居宅介護(看多機)は，介護保険上は自宅でのサービスに分類されている．本項ではサ高住と看多機を，自宅と区別するために「住居」とし，いわゆる自宅に訪問するサービスと区別するために居住系サービスと呼ぶこととする．

　病院での治療を終えて退院した後，どこでどのように暮らしていくのかは患者本人や患者家族が選択をすることとなる．退院後に施設入所ではなく地域での生活を望んだ場合には，さまざまな地域資源やサービスから必要なものを専門家と一緒に選んで受ける．病院では患者と呼んでいるが，居住系サービスにおいてはサービスを自ら選んで利用している主体という意味で，「利用者」と表記する．

　サ高住では24時間介護職が常駐しており，いわゆる自宅とは異なりケア提供者や第三者の目が届きやすい体制になっている．また，看多機は退院直後の在宅復帰支援や在宅生活継続を目的に創設されたサービスであり病院と自宅をつなぐ役割も担っている．サ高住と看多機に共通するのは，多職種で訪問サービスよりも密に利用者とかかわりながら，地域での生活を支えることである．そのため本項で紹介するサ高住と看多機における二つのサービスについて，特に病棟看護師が退院後の生活やサービスについて理解し，居住系サービスにかかわる看護師とともに長期的な看護目標に向かって切れ目のない看護を行うことは重要である．

❯ 看護師・介護職が行っているACP

　サ高住での訪問看護と看多機での看護師・介護職が行っているアドバンス・ケア・プランニング(ACP)の取り組みを紹介する．サ高住，看多機においては住居という性質上，意思決定の大部分は「どのように暮らし，生きたいか」という生活にかかわるものである．なかでも，終末期におけるそれらの生活にかかわる意思決定のベースには必ず医療的な判断や予後予測が欠かせない．介護職は生活歴からその人らしさを理解し，どうすればその人らしい生活ができるのか生活課題を中心にとらえて24時間365日の生活を支えている．対して看護師は，その人らしさを尊重する点では介護職と同じであるが，疾患管理の視点から予後予測を行い，その人らしい看取りができるように予防的に課題解決を行っているといえる．居住系サービスにおい

ては利用者のよりよい在宅生活継続と看取りに向けて，目標を同じにもちつつ視点の異なる看護と介護が，それぞれの役割りを果たすために密に連携をすることが重要である．

サ高住でのACPは比較的長期間のかかわりの中で行われることが多いため，一人の利用者について退院直後，安定期，終末期と各期におけるACPを三つの事例に分けて紹介する．看多機でのACPは短期間であることが多いため，一つの事例の中で看多機利用開始から終了までのACPの実施とその結果について紹介する．

本項の知見・事例については，「株式会社やさしい手」において行われてきたものを参考に記載している．

1 サ高住におけるACP

概説

a. サ高住の概要[1]と入居者の特徴

サ高住とは，高齢者が住み慣れた地域で自分らしく暮らし続けることを実現する「地域包括ケアシステム」の施策の一つとして2011年に創設されたサービスである．高齢者の居住の安定を確保することを目的とした賃貸住居である．運営会社は建設の際に都道府県に申請し登録している．建物はバリアフリー対応，個室は原則として25㎡以上，廊下幅78 cmなどの設置基準を満たしている必要がある．居室には風呂やトイレ，キッチンなども備え付けてあることが多いが，共有スペースとして食堂や大浴場がある場合も多い．日中介護福祉士などの介護職が生活相談員として常駐し，入居者の安否確認や私費の家事代行サービス，クラブ活動などさまざまな生活支援サービスを受けることができる．365日3食の食事を提供している事業者が多い．サ高住自体はあくまでも賃貸住居であるため，ケアが必要になった場合は，訪問介護・訪問看護など外部の介護サービスと個別契約が必要となる．サ高住入居者の平均要介護度は2.2であり，比較的自立度の高い入居者が多いことがわかる．

新規入居者のうち44.3％が自宅からの入居であるが，35.9％が病院・診療所・介護療養型医療施設からの入居である．退去の理由は死亡による契約終了が33.7％と最大になっており，次に病院・診療所・介護療養型医療施設への入院が22.9％となっている．サ高住内での看取り率[註]は平成27年度が17.8％，平成30年度は22.4％となっており[2]年々増加傾向にあり，今後もサ高住内でも看取り率は高まると考えられる．

多くのサ高住では訪問介護事業所や居宅介護支援事業所を併設している．サ高住入居時の基本サービスである安否確認や生活相談を同事業所の職員が日常的に担う中で，サ高住に暮らしている人でケアが必要になったら，すぐに外付けのサービスとして訪問介護や訪問看護を利用することができる．

註）：「看取り率」＝「居室・一時介護室・健康管理室での看取り（人）」/「死亡による契約終了＋病院・介護療養型医療施設等への転居（人）」

　訪問介護事業所は，利用者の自宅での「身体介護」，「生活介護」，「外出介助」といった介護保険によるサービスを行っており，介護福祉士などの資格をもつ介護職が働いている（2020年4月より新型コロナの影響による介護職員不足などに対処するためにホームヘルパーの資格をもっていない無資格の職員でも介護経験者であれば訪問介護を行ってもよいという特例が厚生労働省より出されている）．

　居宅介護支援事業所は，介護支援専門員（ケアマネジャー）が要介護者自らの意思に基づき，自立した質の高い生活を行えるようにケアプランの作成やサービス調整を行っている．

　訪問看護では医師の訪問看護指示書をもとに介護保険と医療保険による訪問看護サービスを行っている．医療保険による訪問看護サービスを提供する際にも，利用者が要介護認定を受けて介護保険サービスを利用している場合には介護職やケアマネジャーと連携することは必須となる．病院では24時間看護師が患者の状態をみているが，住居においては看護師以外にもさまざまな職種が行っているサービスの点と点をつないで24時間365日の生活を支えているため，情報共有をして在宅生活継続という目標に向けて病院の看護師を含めた多職種で連携していくことが必要不可欠である．

b. サ高住でのACPで重要なこと

　サ高住は比較的自立度の高い時期から入居していることが多い．そのため，入居時から長期にわたってACPにかかわっていくことが特徴である．特に，介護職は訪問看護が入る前からさまざまな生活サービスを提供している．そのため，利用者や家族らとの関係性が築かれ，その人となりや思いを把握していることも多い．さらに訪問看護が入る時期は，24時間365日の生活を支えるために介護サービスの必要性がさらに高まるため，介護職は本人・家族らと接する機会が増え，利用者の心身状態に関する何らかの情報をもっていると考えられる．そのためサ高住でのACPにおいて重要なことは，介護職と日々の情報共有を積極的に行うことである．介護職が状態変化に合わせたケアができるように伝えるだけではなく，介護職から利用者の心身変化の情報を積極的に引き出し，意思決定のための場の設定や本人・家族のACPに欠かせない情報を得ることが重要である．

問題の焦点と対応

　サ高住入居時に看取りの場所や心肺停止時の緊急搬送の希望などを介護職がヒアリングしていることが多い．しかし，時間の経過によって考えがかわってくることもある．そのため，看取りが視野に入った段階で看護師を入れて再度，Do Not Attempt Resuscitation（DNAR）を含めたACPの話し合いの場を設ける必要がある．具体的にサ高住で受けられるサービスと受けられないサービスについて説明を行い，本人と家族らに納得をしてもらうことが重要である．

　また，介護職に予後予測を伝え，状態変化を素早く察知してもらい，看護師が情報共有を受けて適切な判断ができるように，看護師から介護職へ働きかけることもとても重要である．そのような日々の情報共有の積み重ねによって利用者・家族らの心身状態の変化を察知して，よりよいACPにつなげることができる．

a. 退院直後

事例A　がん末期の患者がサ高住へ退院した場合

　利用者A：85歳，女性．5年前に夫と死別後，高齢独居を心配した家族から勧められサ高住へ入居した．介護度は要支援1で生活はほぼ自立し，訪問看護は入っていなかった．今年に入ってから便秘やお腹の張りなどの症状があったが特に受診などせず様子見をしていた．強烈な腹痛があり，救急車にて病院搬送され，検査の結果Ⅳ期の大腸がんと診断された．本人，家族より積極的な治療は望まないとの希望があり，ストーマ造設，服薬調整にて状態が安定したためサ高住への退院となった．子どもは娘が二人おり，長女は結婚し遠方にて生活，次女はサ高住から車で15分程度の場所で夫，大学生の子ども二人と暮らしている．

　サ高住への退院にあたり，訪問介護・訪問看護サービスの利用を検討するために利用者A本人，次女，ケアマネジャー，介護職，看護師が集まってサービス担当者会議を実施することとなった．

> **介護職** 最初のご入居される際にも伺ったのですが，今状況がかわったと思うのでもう1回，万が一の時にどうしたいか伺わせてくださいね❶．前回と同じく「最期のお亡くなりになる場所の希望はサ高住」で「緊急時には救急搬送は希望されない」ということでおかわりないでしょうか．「緊急時には救急搬送は希望されない」というのは，もしサ高住内で心肺停止の状態になった場合に救急車を呼ばずに緊急搬送しないということです．

> **次女** あの，もし今後，病気の症状が進んで歩いたり食べたりを自分ですることが難しくなってもこちらにはいられるんでしょうか？　母もここは慣れて安心して過ごしていますし，こちらだったら車で15分程度なので，これまでどおり毎日夕方の仕事終わりに寄ったり，万が一の際は私か家族がすぐにこれるので助かるのですが．

> **介護職** こちらでは，お身体の状況が変化して介護度が上がった場合，またこうやって皆で話し合って訪問介護の回数を増やしてお手伝いする部分を広げるなど，サービスをすぐにかえることができますし，最期まで私たちも頑張ってご支援しますのでご安心ください．

> **利用者A** もしそうしていただけるなら，家族も近くにいるしここで最期まで過ごしたいです．ここは食事も3食出るし，趣味のサークル活動のお友達もいるし，介護士さんたちも24時間いるし安心だもの．もう年だし最期は病院にいかずに静かに亡くなりたいわ．

> **介護職** こちらで最期まで過ごされ，万が一の場合にも救急搬送は希望されないということでおかわりなしですね．楽しく安心して過ごしていただいていると伺って私たちも本当に嬉しいです．サービスの内容はいつでも変更できますので，もしお気持ちがかわったらいつでもご相談してくださいね．

> **看護師** 今回はストーマもつくって帰ってこられたので，お風呂の日に合わせて週に3回訪問看護で状態観察とパウチ交換に入りたいと考えています．体調に合わせて先生と相談しながら回数を増やすことや，24時間対応もできるのでご安心くださいね．
>
> **介護職** 普段の排泄介助は介護職で行います．不安なことや気になることがあれば私たちにも相談してくださいね．
>
> **利用者A** ストーマの管理については病院で看護師さんに教えてもらったけど，一人じゃまだ不安だわ．でも，介護士さんや看護師さんがきてくれるなら安心ね．

　サービス担当者会議後に要介護認定の区分変更が行われ，要支援1から要介護2に変更された．利用者Aのサービスは，医療保険で週1回の訪問診療と訪問薬局による薬のセッティング，介護保険の定期巡回訪問介護看護で毎日朝昼夕就寝前の訪問介護による排泄介助と食堂への移動介助，入浴介助など，週3回の訪問看護によるストーマ管理，排便コントロールなどのサービスをすることになった❷．また，介護職が排泄介助をするにあたり，ストーマ管理の手順書を看護師と介護職で作成し共有を行った❸．手順書には，便破棄の手技だけではなく，ストーマとパウチの観察方法やトラブル発生時にどのように対応するか，どのような状態であったら看護師に連絡するかなども記載した．DNARについては看護師が説明し，本人・家族らの意思を確認した．

事例解説A

　サ高住でのACPの場面では看護師はDNARの確認に関して担い，今後の生活全般に関してはケアマネジャーや介護職が中心となってACPを行うことが多い．本事例においても，下線❶で介護職を中心に，本人・家族らの認識と最期をどこで過ごしたいかという希望の確認を行っている．そのうえで，下線❷のように本人・家族らの希望を叶えるために必要な支援は何なのかを具体的に本人・家族らと多職種でコンセンサスを図った．

　生活支援全般を介護職が担うことが多いサ高住においては，本人・家族らのサ高住で最期まで安心して過ごしたいという希望を叶えるために，下線❸のように介護職へのケアに関する教育支援も看護師の重要な役割となる．何かしらの意思決定に伴い，多職種への働きかけも付随してくるため，方針の決定だけではなく，各職種が実施することを明確化して共有することが重要である．

b. 安定期

事例B　がん末期などのサ高住入居者の安定期の場合

　事例Aと同じ利用者A. がん診断後に緩和方針にてサ高住に退院してきてから1ヵ月，ストーマパウチからの便漏れなどのトラブルが続き，利用者Aがストーマ自体への否定的な気持ちをもつようになった. そのため，気落ちして食事が進まず体重も低下していると介護職より看護師に情報共有があった. そこで看護師が利用者Aの現在の思いを確認しつつケア方法の変更を検討することとなった.

> **看護師** Aさんがあまり食欲がないようだと伺って心配です.
>
> **利用者A** そうなのよ. また食堂とか皆がいるところで便が漏れちゃうんじゃないかと心配で，食べる気がしなくて…….
>
> **看護師** 介護士さんから食堂で行っている手芸サークルの時に便が漏れてたと伺いました❶.
>
> **利用者A** 皆さん気づかないふりしてくださったみたいだけど，匂いもあるし気づいていたと思うのよ. だって，こんなところからお通じが出てくるんだもの. 匂いとかわかっちゃうと思うのよ. 食べたらここからお通じが出ると思うと食欲もなくなっちゃうわ.
>
> **看護師** お通じが漏れちゃうと匂いとか気になりますよね. ちょっとストーマの様子をみせていただいてよいですか(ストーマとパウチの状態を確認). ガスが少し多めのようで，それが原因で袋が膨らんで皮膚から剥がれやすくなってしまうのかもしれませんね. 食事内容の見直しとパウチの貼り方を工夫して剥がれたり漏れないように一緒に工夫していきましょう❷. でも，今はしっかりパウチがついていて，お通じも袋の中に少し出ていますが匂いはまったく気になりませんよ. ストーマもとってもきれいでよい状態です.
>
> **利用者A** こんなのにきれいも何もあるのかしら……，私はみるのも怖くて嫌だわ…….
>
> **看護師** そうですよね，最初はびっくりしますよね. でも，色もきれいなピンクでつやつやしていて健康そうですよ. そうだ，Aさん手芸がすごくお上手だからこの袋のケースをご自分でつくってみませんか❸. 介護士さんと「Aさんならとても素敵なストーマケースをつくれそうね」とちょうど話していたんです.
>
> **利用者A** そうねぇ，この袋がみえているのもあれだし，布でカバーをつくれば少し漏れた時も安心ね.

　その後，ケアマネジャー，介護職，サ高住食堂栄養士と一緒にガスの発生しにくい食事内容への変更を検討し，ストーマ袋からの排泄物の処理は訪問介護の訪問時に行っていたため，介護職にもわかりやすいようにストーマ管理の手順書を修正した❹. また，主治医と相談し整腸剤の処方と下剤の調整を行い，訪問看護の回数を増やして落ち着くまで様子見をすることになった❺. 同時に，本人にもガスで膨らんでいる際の対処法やストーマパウチ

の状態の確認方法などを指導し，手芸サークルや食事などの前に介護職と一緒に確認するようにした．利用者Aはストーマパウチのカバーをお気に入りの布でつくったことでストーマの受け入れが徐々にできるようになり❻，手芸クラブで他利用者にストーマについて説明しながら一緒にストーマカバーを作成し，他に必要な方に使っていただきたいと病院などに寄付するようになった．

事例解説Ｂ

　本事例では，介護職との日々の情報共有の中で利用者Aがストーマトラブルによって食欲が落ちているという情報を得たことをきっかけに（下線❶），ケアの見直しと利用者Aのストーマ受け入れ促進のためのコミュニケーションの機会を設定している．看護師は利用者Aがストーマ造設によるボディイメージの変化の受け入れとストーマ管理を学んでいる段階にあると考え，下線❷のように具体的にストーマトラブルの原因を伝え，そのうえで一緒に対処していきたいという姿勢を示した．また，下線❸のように利用者Aのボディイメージの変化に戸惑う気持ちに寄り添いつつ，利用者Aの趣味の手芸をとおしてストーマと前向きに向き合うためのきっかけづくりの提案を行った．訪問後すぐに下線❹のように多職種にてケア・サービスの変更について話し合い，具体策を決定した．また，医師にも利用者Aの状況を報告・相談し，下線❺のように指示の変更が行われた．

　疾患による心身状態の変化や疾患によるボディイメージの変化の受け入れは，下線❻のように本人の生活の中での自信や小さな変化の受け入れの積み重ねによってなされる．そのため，日々かかわりの多い介護職を巻き込んで，本人の受容を促すケアを行っていくことが重要である．

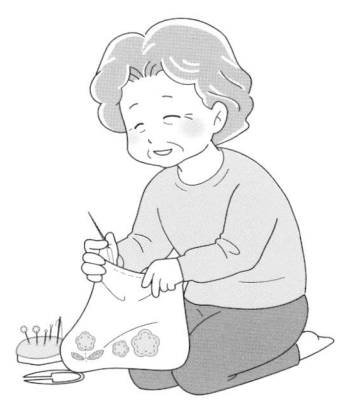

c. 終末期

事例C がん末期患者などのサ高住内での看取りの場面

　事例Aと同じ利用者A. がん診断後に緩和方針にてサ高住に退院してきてからストーマトラブルなどはあったものの状態が落ち着いていたが, 食欲は徐々に低下し, がん性疼痛もあり日中も自室にて横になってうとうとと傾眠がちに過ごすようになっていた. 介護度も要介護5へと区分変更され排泄介助だけではなく清潔ケアや体位変換などもケアプランに組み入れられた. この頃になると経口摂取が難しくなり, 末梢より最低限の輸液を行って, 本人の意識がはっきりとしている際には次女がもってきた本人の好きなフルーツの果汁などを少し摂取してもらうなどしていた. 主治医より, 家族に残りの時間が少ないことの説明が行われた後, 長女が到着したのを見計らい家族の受け止めの確認と支援のために面談を設定した.

看護師 次女さん, 長女さん, お母様の状態について先生からお話があったと思いますが, 内容についてわからないことなどありましたか**❶**.

次女 先生からはもってあと1週間くらいだろうとお話がありました. パート先も1ヵ月くらいお休みをいただけることになったので, 毎日こようと思います.

長女 私もしばらくはこちらにいられるので, 次女と交代で泊まり込んで母のそばにいたいと思います.

看護師 お母様も心強いと思います. 念のため再確認させていただきたいのですが, 呼吸や心臓が止まった際には救急車を呼びますか. 救急車を呼ばない場合には, 私たち看護師がきて状態を確認しますし, 先生もこちらにきてくれてお亡くなりになったのを確認してくれます**❷**.

次女 母も無理に延命はされたくないといっていたので, 救急車は呼ばずに自然に亡くならせてあげたいです.

長女 救急車を呼ばないなら何もしないんですか. 何もしないなんてよいのかしら.

次女 姉さん, お母さんが自分で救急車は呼ばないでほしい, 管をつながれたりせず自然に亡くなりたいといっていたのを忘れたの. 今まで手術をしたり, 痛みがあったり十分頑張ったんだから, 最期は穏やかに迎えさせてあげたいわ.

長女 それはわかっているのだけど……, でも心臓が止まって救急車を呼ばなかったなんて知ったら親戚とかが何ていうか心配だわ**❸**.

看護師 お母様に最期に会わせておきたい方がいらっしゃったら今のうちに面会にきていただくよう連絡してはいかがでしょうか. そうしたら, 治療は望まないというお母様の希望どおり, こちらで最期まで穏やかなお時間を過ごされているというのをご理解いただけると思います**❹**.

長女 そうですね……, 母の気持ちが一番ですよね. 妹に任せっきりで自分は何もしていないって罪悪感があって**❺**…….

> **次女** そんなことよいのよ．私がしんどい時に電話で話を聞いてくれたし，今だってきてくれたじゃない．
>
> **長女** ありがとう．
>
> **看護師** 会話ができなくなっても耳は最期まで聞こえているといわれているので，ご家族が手を握りながら話しかけてあげられたらお母様も安心で何よりも嬉しいと思いますよ⑥．

話し合いの後，近くの県から本人の兄妹らが面会にきて最期の別れを行っていった．次女と長女が居室で見守る中，利用者Aは静かに息を引き取った．居室の荷物の処分が終わった後，長女から「母の希望どおりの穏やかでよい時間が過ごせたことが最後の親孝行になりました．ありがとうございました」との言葉があった．

事例解説C

　本事例では，下線❶でまず医師の説明についてわからないところの確認を行った．予後に関する告知を受けた際にすぐに質問をすることができない場合もあるため，看護師から改めて家族の理解を確認する．そのうえで，下線❷で緊急搬送をしない場合にはどうするかを説明しつつ再度DNARについて確認を行っている．看取りの際に本人が意思決定をできなくなった際の代理意思決定者を事前に決めているが，実際には下線❸のように他の家族らから何かいわれるのではないかなどの不安から，本人や代理意思決定者とは異なる意見が出ることがある．本人の意思と異なる意見を出す背景には，治療や予後への理解の不十分さだけではなく，下線❺のようにその家族ら自身の心理的葛藤が少なからずあると考えられる．そのため，下線❹のように本人がどう考えていたか，どうすれば本人が納得して喜ばれるか考えるよう促しつつ，本人の意思と異なる意見の家族らの心理的葛藤への働きかけ，残された家族らが後悔や争いの元とならないように，なるべく本人の親しい家族全員で最善の意思決定ができるよう支援することが必要である．本事例の場合には，長女が母親に対して何もできていないという罪悪感から，本人のDNARの意思を受け入れられずにいたため，下線❻で利用者A自身の意思決定を尊重することへの納得感が得られるようなACPを行った．

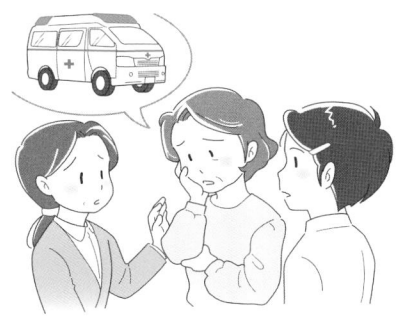

利用者の希望の活かし方

　サ高住において看護師のみで利用者・家族のACPを行った際には，速やかに他職種へと情報共有を行う必要がある．そのうえで，ケアマネジャーへの介護サービスの変更依頼や必要であればサービス担当者会議によってケアプラン全体の見直しなどにつなげていくことが重要である．情報共有の際には，その意思決定にかかわる医療的な判断と予後予測を知ることによって，他職種がどのようにケアやサービスを変更する必要があるかをわかるように説明を行う必要がある．

❷ 看多機における ACP

a. 看多機の概要[3]と利用者の特徴

　看多機とは，「退院直後の在宅生活へのスムーズな移行」，「がん末期などの看取り期，病状不安定期における在宅生活の継続」，「家族に対するレスパイトケア，相談対応による負担軽減」を目的に創設された介護保険サービスである．2012年に介護保険法の改正によって「複合型サービス」として制度化され，2015年に名称が「看護小規模多機能型居宅介護」へと変更された．介護保険による地域密着型サービスのため，看多機を利用できるのは，要介護1〜5の認定を受けており，かつ事業者と同じ市町村に住んでいる者である．

　看多機では，1年で半数以上の利用者が入れ替わっている[4]．理由は死亡による契約終了が最多の34.3％を占め，次が施設入所と入院がほぼ同率の約25％前後である．死亡場所は自宅と看多機事業所内がほぼ半々である．ただし，入院による契約終了者が退院して再度看多機を利用して看取りとなるケースを加味すると，看多機利用者の看取り率はもう少し高くなると考えられる．

　事業所内には介護職とケアマネジャーだけではなく看護師もおり，「通い（デイサービス）」，「宿泊（ショートステイ）」，「訪問（訪問介護・訪問看護）」を利用者の状況選択に応じて組み合わせて利用することができる．そのため，利用の際には他の事業所の同様のサービスを併用することはできない．ただし，看多機に含まれない介護保険による訪問リハビリテーション，福祉用具貸与・販売，住宅改修などと医療保険による訪問看護などのサービスは併用することができる．

　看多機の利用定員は1事業所当たりの登録定員が最大29人，1日当たりの通いサービスの定員が最大18人，1日当たりの泊りサービスの定員が最大9人となっている．利用者は皆同じ市町村内に住んでおり，かつ少規模なため利用者・利用者家族と職員の距離感も近く，住み慣れた場所で慣れた人たちに囲まれて安心して暮らすためのサービスといえる．

　職員配置は，看護師が常勤換算で2.5人以上とケアマネジャー1人以上が必須となっている．また日中の通いサービスにおいては利用者3人に対して常勤換算で1人以上配置，訪問サービスでは常勤換算で2人以上となっており，通いも訪問もうち1人以上が保健師，看護師または準看護師である必要がある．また，夜間においては利用者数によって人員配置が義務づけられているが，看護師の宿直勤務は絶対条件ではなく，連絡体制が確保されていればよい．

　多職種によるアセスメントとケースカンファレンスに基づいてケアマネジャーがケアプランを作成し，介護職は訪問介護とデイサービス，ショートステイでの介護支援を行い，看護師が訪問看護とデイサービスでの看護を行っている．訪問介護・訪問看護，デイサービス，ショートステイ，ケアプランの作成のすべてが一つの事業所内，同じ職員によるサービスで完結するため，情報共有が密にでき，利用者の状態変化に合わせて迅速にサービス内容の変更が行える

ことも看多機の強みである．そのため，看多機での看取りでは自宅と看多機という場所の垣根なく，「泊まり」と「通い」と「訪問」のすべてのサービスを組み合わせて本人と家族にとって無理のない穏やかな看取りの支援をすることができる．

看多機は医療依存度が中重度の者を主に対象としているため，病院から直接看多機を利用される者や，看多機を利用しつつ入退院を繰り返しながら在宅生活継続をしている者が多い．なかには退院指導の際の手技などを看多機において利用者本人や家族に看多機看護師が継続指導することもある．そのため，病院の看護師が退院後の看多機での看取りについて理解し，看多機看護師と連携することで，利用者とその家族が安心して地域で看取ることができる．

b. 看多機でのACPで重要なこと

看多機の場合には，本人・家族らが病状を理解したうえで積極的治療ではなく緩和の方針で利用開始することが多い．そのため，看多機における終末期の意思決定は治療に関する意思決定ではなく，本人・家族らが亡くなるまでの日々をどのように過ごしたいか，どこで看取られたいかということが中心になる．看多機においてもサ高住と同様に日々のケアの大部分は介護職が担っている．そのため，ACPにおいて重要なことは，介護職との日々の情報共有を積極的に行うことである．日々の生活の意思決定とその実現のためのケアの積み重ねによって，利用者と家族らが看多機のサービスと職員に対して信頼感や安心感をもつようになる．この，信頼感や安心感が意思決定のベースとなることで，本人・家族らが「どのように看取られたいか」についてよりよい意思決定ができるようになる．

問題の焦点と対応

終末期の看多機利用者は状態変化が早く，比較的短期間で看取りとなるケースが多い．そのため，看護師から介護職に予後予測を伝えることで，介護職が利用者の状態変化を素早く察知して適切な判断や看護師への情報共有ができるようになる．また，本人と家族らの希望が異なっている場合には，多職種で情報共有を行い，本人と家族らの両者にとって悔いのない落としどころはどこか，そのためにどのようなケアを提供できるかについて意思決定の方向性について話し合って決めることが重要である．

前述のように看多機においてはサ高住の事例とは異なり短期間での看取りとなることが多いため，退院直後・安定期・終末期を合わせて終末期として事例を紹介・解説する．

a 終末期

事例D がん末期などの看多機利用者の終末期の場合

患者D：80歳，男性．自宅で転倒後動けなくなり倒れていたところをたまたま訪問した民生委員が発見し緊急搬送となり，入院中の検査にて肝がん（Ⅳ期・余命3ヵ月）と診断された．妻は2年前に亡くなった．本人は家事全般ができず家の中はものであふれ掃除もしていない様子であった．また，食事は近くの弁当屋で毎日1個購入し，昼間からアルコールを摂取し栄養状態は不良であった．子ども家族は遠方におり同居や頻回な支援も難しい様

子で今後の独居継続は困難と考えられた．しかし，本人の家に帰りたいという思いが強く，入院継続は困難と判断された．そこで，看多機の連泊を利用しながら環境調整したうえで状態が安定したら一度自宅に戻ることを目標に退院をした．看多機利用当初は，それまで十分に入浴できていなかったため皮膚状態がわるく，角質がうろこ状になり，脱水と下肢の血行不良により足背部の脈も触れない状態であった．看多機連泊開始時は食堂で提供される食事を3食摂取し，訪問介護による毎日の足浴と週2回の入浴，訪問看護でのリハビリテーションにて看多機利用開始の2ヵ月後には歩行器で歩行できるまで回復した．

　介護職から看護師に，ケア時に何度も患者Dが「家に帰りたい」といっており，本人の希望を叶えることができないかと相談があった．看護師としても本人の希望を叶えたいという思いはあり，状態が安定している今が「自宅に戻る」という本人の希望を叶える最後のチャンスと考えた．そこで，看護師，介護職，ケアマネジャー，本人と息子にてサービス担当者会議を行い，「自宅に戻りたい」という本人の意思の再確認と，自宅に戻るためのケアの調整などについて話し合うこととなった．

> **ケアマネ** Dさん，看多機にきてから顔色もよくなって栄養状態もよさそうだし，リハビリテーションを頑張っていらしたおかげで大分歩けるようになりましたね．前々からずっとお家に帰りたいとおっしゃっていたけど，今はどうですか❶．

> **患者D** 皆さんのおかげでだいぶ調子がよくなりました．ありがとうございます．家には……，帰りたいですけど，こうやって皆さんのお世話になって，また一人で生活するのは食事とかお風呂とか大丈夫かなという不安もあります．

> **ケアマネ** 食事とかお風呂がご不安なんですね．では，まずは1泊2日，2泊3日，1週間と徐々に自宅にいる時間を長くしてみるというのはいかがですか．しばらくは，ご自宅にいる間は「看多機の通い」を使って，今までどおりリハビリテーションとお食事，お風呂を済ませてからお家に帰る．お家にいる期間が長くなってきたら「看多機の通い」だけではなくて，「訪問介護」と「訪問看護」も組み合わせてお家で過ごす時間を長くすることができますよ❷．

> **息子** 父が自宅にいる間は私も電話などで様子を確認するようにしますが，万が一調子がわるくなった場合は救急車で病院にいったほうがよいのでしょうか．

> **患者D** 病院はいかない．家で死ねるんなら本望だよ．

> **看護師** お父様も病院はいきたくないとおっしゃっていますし，まずは訪問看護に電話をください．電話で状態を伺って，必要であれば訪問看護で緊急訪問ができるので安心してください．そこで，必要があれば主治医の先生に看護師から相談をして判断を仰いで，息子さんにもすぐにご報告するようにしますね❸．

> **息子** わかりました．父さん，そしたら自宅に戻ってもよいけどくれぐれも無理せず，何かあったら早めに看護師さんに相談するようにしてくれよ．

> **ケアマネ** お家に伺う看護師も介護職も，いつも看多機でケアしているDさんのことをよく知っている職員なので安心してくださいね．

　状態が落ち着いている間に本人の希望を叶えるため，面談実施後すぐに外泊のための
サービス調整を実施し自宅への帰宅を2回実施した．1回目は1泊し自宅で問題なく過ごし
ていたため，同月2回目は2泊で一時帰宅した．しかし，2回目帰宅から看多機に戻った後
に痛みと呼吸苦を訴え疼痛コントロールにて麻薬使用を開始した．しばらくは看多機連泊
を利用し訪問診療と訪問看護にて疼痛コントロール良好であったが，面談実施1ヵ月後に急
激に状態が悪化し，経口摂取による飲食が困難となった．往診の主治医によって，余命1週
間程度と診断された．本人はもともと自宅での看取りを希望していたため，本人と家族に
再度希望を確認したが，看多機での看取りを希望し，そのまま看多機での看取りとなった❹．
息子から「ここで看取ることができてよかったです」との言葉があった．

事例解説 D

　がん末期などの看多機利用者は変化が早く安定期も短いことが多い．そのため，看多機
の特徴であるサービス変更を細かに行いながら，時期を逃さずに本人・家族らの希望を叶
えるための支援を行う必要がある．本事例においては，下線❶で看多機にきてからの状況
を共有しつつ，本人の希望を確認している．そのうえで，本人が不安に感じていることに
対して下線❷で看多機のサービス内でできるケアプランを提案している．また，緊急時の
対応については下線❸で本人の希望を確認したうえで，何ができるかを説明した．この話
し合いの後に状態変化があり，下線❹で再度本人の意思確認をし本人の希望にて看多機で
の看取りとなった．本人の希望を叶えようという介護・看護の姿勢と，実際に看多機連泊
によって体調を持ち直し自宅に戻ることができたことによって患者Dの職員への信頼感と
看多機で過ごすことへの安心感を構築できた．そのため，最期は顔なじみの介護職，看護
師に看取られることを希望するようになった．

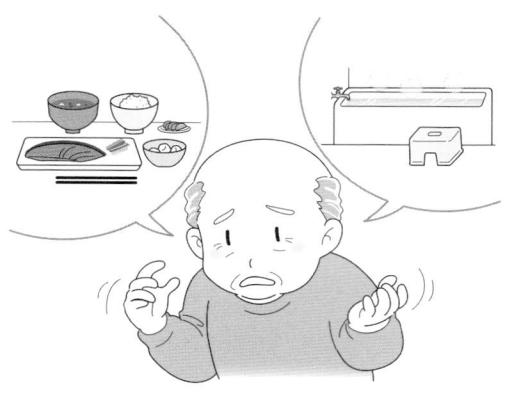

患者の希望の活かし方

　看多機においても看護師のみで利用者・家族の意思決定支援を行った際には，速やかに他職種へと情報共有を行う必要がある．特に，看多機においては看護師，介護職，ケアマネジャーが同一事業所内におり，日常的な情報共有が可能である．また，介護報酬が介護度によって包括払いになっているため，心身状況に合わせた素早いケアプランの変更ができる点が利点でもある．そのような看多機の特性を活かして，利用者・家族らにとって今最もよいと考えられるケアをさまざまにピボット（路線変更）しながら，その時々で最もよいケアを行っていくことが重要である．

　看多機でのACPにおいては，意思決定と同時にケアプランの変更を時を逃さず行うことによって，状態変化の早い末期のがんなどの利用者本人と家族らの希望を叶えることができる．事例のような大きな意思決定だけではなく日々の意思決定の実現の積み重ねによって，本人と家族らの自信や安心感となり，それ自体がACPとなっている．

● 居住系サービスの看護師が病院看護師に求めること

　病院と住居との連携においては，病院と住居と場所は違えど「その人らしい生を全うすることができるよう身体的・精神的・社会的に支援すること」[5]という看護の目的は同じであるということは忘れてはいけない．看護と介護が違う視点で「その人らしさ」を支援しているように，病院看護師と居住系サービスの看護師は同じ視点・目的をもちつつ違う場所で連続する看護を行っている．

　同じ視点をもっていても場所が違えば，自然とみえてくる景色も異なってくる．居住系サービスで看護師は，医療依存度が高いがんなどの終末期の者が最期まで地域で暮らし続けるためには，医療・看護が提供されるだけでは不十分という景色をみている．病院での治療を終え退院した患者と家族らは，日々の暮らしの中に医療行為を組み入れていかなければならず，かつ心身の状態に応じて刻々と変化していく生活課題に適応していかなければならない．居住系サービスにおいては，そのような今までとは異なる，変化し続ける新たな生活に適応しようとしている患者・家族らに対して「その人らしい生を全うすることができる」ように多職種で支援を行っていく．特に，医療依存度が高い利用者に対しては，何か問題が起こってからケアやサービスを提案するのではなく，看護師が中心となって疾患管理を機軸にして予後予測をしながらサービスを提案していくことが在宅生活継続のために重要である．患者の生活支援とケアが同時に行われている居住系サービスにおいては改まって面談を設定するということは少なく，日々のケアの際に本人・家族らとの自然なコミュニケーションを通してACPを多職種で行っている．そしてそれらの情報はACPにかかわる情報として記録に載っていないこともある．そのため，看護師は長期的な関係性の中でこれまで言語化されてこなかった意思決定の過程にスポットライトを当てることで，その人らしい意思を引き出して言語化することに努め，利用者が病院に戻る際は，これらの意思決定の過程も情報として，病棟看護師に引き継いでい

くことが重要である.

そしてまた，病院で積み上げてきたACPを在宅・施設に伝達する際にも，意思決定の結果だけではなく，意思決定に伴う思考の癖や課題になること，本人・家族らが意思決定を行う際のキーパーソンなどについての情報も居住系サービスの看護師に引き継ぐことが重要である.

病院との連携においては，同じ視点・目的をもちつつ違う場所でみえている景色が異なるということを念頭に看護の連続性を保つことが重要である．そのためには，自分たちがみえて相手にはみえていない部分を補完し合うような情報共有を意識し，実際に双方にとって役立つ情報のやりとりを行い，よりよいACPができるような連携を行う必要がある.

Point！ サ高住や看多機の看護師のためのとっさの会話例

医師からいよいよ最期の時期が近いと告げられた局面において，看護師は本人とその家族の最期を病院ではなく住み慣れた場所で迎えたいという意思決定を支援することができる.

Ⓐ何が一番心配ですか.

Ⓑ呼吸が苦しそうにみえますが，これは亡くなる直前にはどなたにも起こる下顎呼吸（死戦期呼吸，チェーンストークス呼吸）といってご本人は苦しくないといわれています.

Ⓒ喉がごろごろと鳴っているのは痰が絡んでいるのではなく自然な状態なので，ご本人は苦しくないといわれています.

Ⓓこうやって穏やかな時間を過ごされてご本人も幸せを感じられていると思います.

家族は，それまで病院ではなく住み慣れた場所で看取るということを希望していても，やはり最期の時には「病院にいかない＝何もしてあげない」のではないかと感じることがある．このような看護師の発言で，最期まで本人と家族の意思決定がゆらがないように看護師が家族の感情に寄り添いつつ，看取りまでの経過を具体的にイメージできる声がけが重要である.

● 引用文献

1）厚生労働省：介護サービス情報公表システム―サービス付き高齢者向け住宅について．＜https://www.kaigo-kensaku.mhlw.go.jp/publish_sumai/＞（2020年8月1日閲覧）
2）厚生労働省：平成30年度老人保健事業推進費等補助金（老人保健健康増進等事業分）「高齢者向け住まいにおける運営実態の多様化に関する実態調査研究」報告書
3）厚生労働省：看護小規模多機能型居宅介護（複合型サービス）について．＜https://www.mhlw.go.jp/stf/sei-sakunitsuite/bunya/0000091038.html＞（2020年8月1日閲覧）
4）東京都福祉保健局：看護小規模多機能型居宅介護事業所の経営状況等に関する調査結果（平成30年11月6日）
5）日本看護協会：看護師の倫理綱領（2007）

索引

欧　文

A

ACP　**2**
ACPの記録　**37**
AHN　**119, 133**
anticipatory care　**5**

B

bad news　**13**

C

COPD（chronic obstructive pulmonary disease）
　97
CV カテーテル　**121, 140**

D

decisional conflict　**23**
DNAR（Do Not Attempt Resuscitation）　**63, 138,**
　159

E

end of life care　**3, 63**

H

HDS-R　**126, 130**

L

LTOT（long-term oxygen therapy）　**104**

M

MMSE（Mini-Mental State Examination）　**130**
multimorbidity　**140**

N

NPPV　**102**

P

peronalised care planning　**5**
proxy directive　**4**

Q

QOD（Quality of Death）　**117**

S

SBAR　**24**
SPICT（Supportive and Palliative Care Indicators
　Tool）　**10**
SPIKES　**13**
SURE　**23**

和　文

あ

相づち　**136**
アドバンス・ケア・プランニング　**2**
アドバンス・ディレクティブ　**4**

い

意向のゆれ　**92**
意思決定支援　**3**

意思決定能力　117
意思決定フローチャート　78
胃瘻造設　119
インフォーマルサポート　32
インフォームドコンセント　2

え

栄養サポートチーム　121
嚥下反射低下　133, 140
延命　46

か

介護職　157
介護報酬改定　6
介護保険　87, 157, 167
改訂長谷川式簡易知能評価スケール　126
がん　33, 35
看護記録　37, 96, 101, 103
看護小規模多機能型居宅介護（看多機）　157
患者らしい選択　54
完治　46
緩和ケア　3, 54, 64

き

聴くスキル　15
希望の本質　54
気持ちの理解　17
急性増悪　108
救命救急処置　109
共感　17
協働作業　12
居住系サービス　7, 157

け

経管栄養　119
傾聴　17

こ

誤嚥性肺炎　133
呼吸不全　34, 97
個別ケア計画　5
コミュニケーションスキル　12

さ

在宅　142
在宅生活継続　157
在宅復帰支援　157
再入院の回避　87
サービス付き高齢者向け住宅（サ高住）　157

し

自己決定能力　147
終末期　114, 133
準備状況の把握　16
症状緩和　46
情報共有　103
情報提供　17
情報の要約　18
ショートステイ　167
人工呼吸器の適応　109
人工的栄養補給法　133, 119
人生会議　2
人生の最終段階　3, 119
診断時　39, 100
心肺停止　138
心不全　33, 73
心不全サポートチャート　77
心不全の重症度ステージ　73
診療報酬改定　6

す

ストーマ造設　160

せ

生活の場の選択　119, 124

積極的治療　46

た

退院支援　76, 137
退院調整　87
代理意思決定者　4, 165
多疾患併存　140
多職種連携　25, 159
ターミナルケア　7

ち

地域包括ケアシステム　158
チームの要　14
長期酸素療法　104
治療抵抗性心不全　81
治療の選択　119
治療の目的　46
鎮静　63

て

低栄養　133, 140
デイサービス　167

に

入退院の繰り返し　82
認識度　15
認知機能　117, 126, 147
認知症　34, 117

は

橋渡し役　14
(改訂)長谷川式簡易知能評価スケール　126
場の設定　15

ひ

非侵襲的陽圧換気　102

ふ

病院看護師　7, 154, 171

フォーマルサポート　32
フレイル　112, 132

へ

ベストサポーティブケア　54

ほ

訪問介護　167
訪問看護　7, 167
訪問看護師　142, 154

ま

慢性安定期　102
慢性閉塞性肺疾患　97

み

看取り　133
看取り率　158
ミニメンタルステート検査　130

よ

予測的ケア　5

り

リビング・ウィル　4
療養環境　87

ろ

老衰　34, 117

明日から役立つ 疾患・場面別アドバンス・ケア・プランニング
──事例と対話で読み解く意思決定支援

2022 年 4 月 25 日　発行	編集者 福井小紀子
	発行者 小立健太
	発行所 株式会社 南 江 堂

〒113-8410 東京都文京区本郷三丁目 42 番 6 号
☎(出版)03-3811-7236　(営業)03-3811-7239
ホームページ https://www.nankodo.co.jp/

印刷・製本 公和図書
装丁 渡邊真介

Advance Care Planning by Course of Diseases；Understanding from Case Studies and Dialogue
© Nankodo Co., Ltd., 2022